新型コロナのエアロゾル感染

【上巻】 分析編 医療問題

長崎大学バイオハザード予防研究会 著

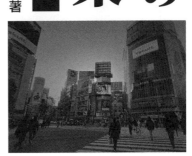

緑風出版

序文

　新型コロナウイルスによる感染が世界で猛威を振るっています。第二次世界大戦後、最大の危機が進行中です。本書は、10年前からバイオハザードに関心を持って、その危険性について警鐘を鳴らしてきたメンバーが、今回の新型コロナウイルス感染症（COVID-19）について、今までの知見を基に考察し、感染を少しでも防ぐ方法を提示し、さらに、教育や経済、人権の問題など喫緊の課題について、どう対処すべきかを提言するものです。

　本出版は上下２巻となります。全体の主張は以下の諸点です。今回出版される本書（上巻）は、このうち、１から６までで、７以下は次回の出版（下巻）となります。

1　新型コロナウイルスは、名前の通り、今までのウイルスとは全く異なるもので、従来の感染症の常識を超えた感染力を持ち、致死率も高く、無症状感染者が感染を拡大しているという危険なウイルスで、インフルエンザやＳＡＲＳ（重症急性呼吸器症候群）とは異なった対処法が必要だという認識を持つべきだということ。

2　主な感染経路は、WHO（世界保健機関）や厚生労働省、国立感染症研究所がいう接触感染や飛沫感染ではなく、エアロゾル感染、さらには空気感染が主な感染経路であ

ること。

3　個人が、無症状感染者からのエアロゾル感染を防ぐ最良の方法はマスクの着用であること。

4　社会的に感染拡大を防ぐためには、先ず検査をし、感染者を特定すること。その上で、無症状感染者や軽症感染者は、専用の施設（各種省庁などが有する研修施設、オリンピック選手村、同警備員宿舎、廃校など）に隔離し経過観察と初期治療を行うと共に、中症・重症感染者は専門病院に入院させ、本格治療を行うこと。

5　今回の新型コロナウイルスによるパンデミックはなぜ起こったのか。中国の武漢で発生して以来、中国を初め、世界の国々、日本、WHOの取った対策はどこに問題があったのか検証すること。

6　今回の新型コロナウイルスによるパンデミックは、世界史的にどういう意味を有するのか。グローバリズム、効率一辺倒の社会の脆弱性、ウイルスには国境が無いという点からの国際協調、更には、地球人的視野の重要性について検討すること。（以上、今回発行の上巻）

（以下、次回発行の下巻）

7　日本を初め、東アジアでの感染者と死亡者が、欧米諸国に比べ、相対的に少ないと感じられるのは何故か。その理由を考察すること。

8　感染の起こりやすい環境は「三密」と呼ばれるが、中でも、密閉して換気の悪い空間が最悪なので、そうした場所を避けると共に、換気を良くし、環境を改善する積極

的な方法を実施すべきであることの提言。

9　国民生活の保護・弱者救済などのための経済的・法律的
　　提言。新型コロナがもたらした国民生活の困窮、企業の
　　経営困難救済、労働者の解雇・雇い止めなどの経済的補
　　償を具体的に提言すること。

10　学校教育に於ける新型コロナ対策の実践と問題点とし
　　て、オンライン授業・9月入学の是非などに対する提言を
　　すること。

　最後にまとめとして、今回の新型コロナウイルスに伴う、
デマ・中傷・偏見・差別等を乗り越え、地球全体の問題として、
この大問題にどう向き合うべきかを提言します。

　本書は、戸田清・勝俣隆・桑野和可・吉田省三がそれぞれ
分担し、全員で協議して調整しました。さらに、上巻は感染症
の専門家の新井秀雄先生からご意見を賜りました。

　本書が、この困難を乗り越えようと努力している人々の目
に触れて、正しい建設的な対処を行い、1人でも多くの人の命
が救われ、企業が存続し、生活が保障されるすることを願って
います。

2020 年 5 月 30 日
　長崎大学バイオハザード予防研究会代表・長崎大学名誉教授
　　　　　　　　　　　　　　　　　　　　勝俣　隆

目次　新型コロナのエアロゾル感染【上巻】—分析編　医療問題—

用語解説

　本書で使用する主な用語について説明します。

①　エアロゾル……空気中の微粒子のことで、新型コロナウイ
　ルス感染者の呼気を通して、放出されます。水分を含んだ部
　分は直ぐに蒸発し、残った部分がマイクロ飛沫（飛沫核）とし
　て、空中を浮遊します。そのマイクロ飛沫の中に、新型コロ
　ナウイルスが含まれています。それを吸い込んで感染が起こ
　ります。（詳しくは本文を参照して下さい）。

②　エアロゾル感染（空気感染）……幾つかの定義がありますが、
　特に感染者の呼気から出るマイクロ飛沫（飛沫核）が、小さく
　て軽いので、数十センチから数メートルの距離に飛翔し、数
　時間は浮遊し、密閉した空間では充満して、その中にいる人
　が、それを吸い込んで感染することを差します。結核やはしか、
　天然痘などが該当します。なお、空気感染は、基本的にエア
　ロゾル感染と同じと考えられますが、エアロゾル感染よりも
　より広範囲（数十から数百メートル）にマイクロ飛沫が浮遊・
　飛翔し、拡散する場合を特に差すこともあるようです。

③　飛沫感染……感染者が出す咳やくしゃみなどの飛沫を吸い
　込んで感染するもので、通常の風邪やインフルエンザなどが
　主な病気です。咳1回には約10万、くしゃみ1回には約200
　万の飛沫が含まれていると言われています。この飛沫の場合、
　咳はせいぜい1メートル、くしゃみは最大6メートルほどの

13

広がりと言われていますが、水分が多く、短時間で落下するようです。

④　接触感染……感染者の肉体・体液・血液・衣服などとの接触を通して感染するもので、エイズ・性病などが主な病名です。新型コロナの場合は、感染者の手に付いたウイルスが、ドアノブ・吊革・手すりなどを介して感染すると言われています。

⑤　感染者……新型コロナウイルスに感染した人。無症状感染者を本来含みます。

⑥　感染者数……新型コロナウイルスに感染した人数で、実際の人数は世界中どの国でも不明です。無症状感染者も多いので、桁違いの人数が推測されます。日本で、「感染者数」と呼んでいるのは、⑦の数字のことです。

⑦　感染確認者数（感染確定者数）……感染者の内、PCR検査によって陽性と判定され、感染が確認された人の数。日本の政府・マスコミは、この人数を「感染者数」と呼んでいますが、これは正しくありません。英語では、「Confirmed Cases（確認された症例）」と言い、中国語では「確診病例」と呼んでいます。WHOやJHU（ジョンズ・ホプキンズ大学）を初め、世界中では、「確認（確定）」を入れた用語を使っています。

⑧　無症状感染者（不顕性感染者）……新型コロナウイルスに感染しても、体温は平熱で、咳・くしゃみもせず、自覚症状のない人。ウイルスは、基本的に上気道に留まっている状態。感染者の大半が、是に当たります。困ったことには、無症状感染者は発症する2〜3日前から感染力が強くなり、0.7日前に最大になることです。また、多くの人は感染しても、発症せずに、そのまま治ってしまうようです。進行すると、嗅覚・

味覚に異常を感じる場合があります。

⑨ 軽症者……新型コロナウイルスに感染し、体温が37.5℃を超え、咳やくしゃみなど風邪に似た症状が出る感染者。まだ肺まで炎症は進んでいません。気管支までで炎症が止まっている状態です。

⑩ 中症者……新型コロナウイルスに感染し、体温が37.5℃から38℃くらいになり、炎症が、気管支から肺までの下気道に移行した状態。まだ、肺呼吸は自ら行える状態です。

⑪ 重症者……新型コロナウイルスに感染し、肺の状態が悪くなり、自ら呼吸するのが困難になってくるので、人口呼吸器が必要になる状態です。

⑫ 重篤者……新型コロナウイルスに感染し、肺がほとんど機能しなくなり、ECMO（人工心肺）を使い、生命を維持する状態。死亡する危険もある治療の最終段階です。

⑬ 死亡者数……新型コロナウイルスに感染し、病院等で死亡が確認された人の数。実際には、PCR検査が種々の理由で行われず、感染の有無を確認出来ない人がどこの国でもいるので、最終的な死亡者数は、今回、新型コロナウイルスでの死亡者とされた人数と、ただの肺炎やインフルエンザ等での死亡者などを合計し、例年の肺炎やインフルエンザの死亡者数を差し引いて、推計することになります。

⑭ 濃厚接触者……ある人が新型コロナウイルス感染症と診断された場合に「その人が発症した日からさかのぼって2日前までに、目安として1m以内にマスクなしで15分以上会話をするなどの接触をした人」と定義されています。

⑮ PCR検査……新型コロナウイルスへの感染の有無を調べる基本的検査法（詳しくは、本文参照）

⑯　陽性率……PCR検査をした総数のうち、新型コロナウイルスへの感染が判明し、陽性とされた人の比率。この比率が高いほど、検査地域での感染拡大が推測されます。正しい計算のためには、同一人に対する検査は何度行っても一件と計算すべきです。

第一章　新型コロナウイルスに関する考察

第一節　3種類の新型コロナの比較

旧型コロナ（風邪ウイルス）と新型コロナ

　「新型コロナウイルス」についての報道が毎日の新聞記事に
多く出ています。何に対して「新型」なのでしょうか。ヒトに
感染するコロナウイルスは今回のコロナが7種類目となりま
す。そのうち4種類は1960年代以降に発見された「ヒトコロ
ナウイルス」で、通常の風邪（上気道炎）の病原体（100種類以
上）の一画を占めています。これらが「旧型」でしょうか。な
お細菌学の始まりが19世紀であるのに対して、ウイルス学が
実質的に始まったのは1950年代です。電子顕微鏡の発明と実
用化が1930年代以降なので、スペイン風邪（1918〜20）の時
代にはウイルスを見ることができませんでした。

　21世紀に登場した（発見された）病原性の強い3種類のコ
ロナが「新型コロナ」でしょう（新興感染症）。最初の「新型
コロナ」は、「SARSコロナウイルス」です。2003年以降に刊
行されたウイルス学の教科書・入門書では、「コロナウイルス
科」のところで「ヒトコロナウイルス」と「SARSコロナウイ
ルス」について解説されています（岡田・田代2003；山内2005；
今西2009；高田編2009；谷田2009；山本2011；ウルフ2012；武村
2013）。2012年以降の教科書・入門書では「MERSコロナウイ
ルス」についての記述が追加されているはずですが、私自身は

まだ確認していません。2004年以降にSARSコロナウイルスはどこに行ったのでしょうか。弱毒化して「人類との共存フェーズ」になったのかもしれません（エボラウイルスはヒト、チンパンジー、ゴリラの中で暴れますが、コウモリの中ではおとなしい）。

　来年以降に刊行される教科書・入門書ではさらに今回の新型コロナについての記述が追加されるはずですが、その名称はどうなるでしょうか。WHOは病気を「新型コロナウイルス感染症（COVID-19）」、ウイルスを「2019新型コロナウイルス（2019-nCoV）」と呼んでいます。国際ウイルス分類委員会（ICTV）はウイルスを「SARS近縁コロナウイルス2（SARS-CoV-2）」と呼びます。ウィキペディア英語版[注1]や一部の学術論文でも「SARS coronavirus2」が用いられています。本稿では今回のWHOにならってウイルスを「2019-nCoV」、病気を「COVID-19」と呼びたいと思います。

　変異の起こりやすいRNAウイルスなので、複数の型があるのは当然です（遺伝的多様性）。Wikipedia日本語版の「2019新型コロナウイルス」では、「このウイルス（中国内外の103例）を北京大学など中国の研究チームが遺伝子解析した結果、コウモリ由来のウイルスに近く古くからあるとみられるS型（全体の3割）と毒性の強弱は不明だが感染力が強いとみられるL型（全体の7割。武漢市の流行では大半を占めるが、市外の流行では現

───────

注1　国内外の大学では「ウィキペディアに頼るな」と言われることが多いです。異色の発言としては、病理学の入門書でベストセラーを出した阪大病理の仲野教授が「英語版ウィキペディアの医学、生命科学方面はなかなかよく出来ている」という趣旨のことを述べています（仲野2017）。私の印象では、仏語ウィキペディアの生命科学分野も良いと思います。

在は減少傾向にある）という塩基配列の異なる2つの型に分類できることが分かった」と述べています。L型は欧州などに多く、ほかにもいろいろ情報があります。今後の研究の進展を待ちたいと考えます。

　SARSは「初めての新型コロナ」なので、病原体の確定に手間取りました。パラミクソウイルス説とコロナウイルス説があり、確認に時間がかかったのです。コロナウイルス説の確定に貢献した学者は、ユトレヒト大学獣医学部での博士論文のテーマが猫コロナであったといいます（山内2005）。Wikipedia日本語版の「重症急性呼吸器症候群」では、「2002年11月から2003年7月にかけて、中華人民共和国南部を中心に起きたアウトブレイクでは、広東省や香港を中心に8,096人が感染し、37カ国で774人が死亡しました（致命率9.6%）［WHO発表］（なお、世界30カ国8,422人が感染、916人が死亡（致命率11%）とする報告もあります）。このアウトブレイク終息後は、封じ込め宣言後いくつかの散発例がありましたが、現在に至るまで、新規感染報告例は無い」と述べています（2020年3月20日アクセス）。

　ヒト以外のコロナウイルスでは、猫コロナ（致死的な猫伝染性腹膜炎を起こす）、豚伝染性胃腸炎ウイルス（下痢）などがあります（後藤2020；水谷2020；山内2005）。

　ところでヒトを含む真核生物（動物、植物、菌類）や細菌のような「細胞生物」（耳慣れない言葉ですが、山内2005の表現）はDNAとRNAを持っていますが、ウイルスは、DNAとRNAのいずれか片方しか持っていません。「RNAウイルス」で悪名高いものにフィロウイルス科（エボラ出血熱など）、アレナウ

イルス科（ラッサ熱など）、ミクソウイルス科（インフルエンザ）、レトロウイルス科（エイズ、ヒト白血病など）、コロナウイルス科（SARS ほか）などがあり、「DNA ウイルス」で知名度が高いのはポックスウイルス科（天然痘など）などがあげられます。

　1980 年に天然痘が制圧できたのは、無症状感染（不顕性感染）がない、ヒトのみに感染する、DNA ウイルスで変異が少なくワクチンが作りやすい、などの要因があったからです。RNAウイルスの変異スピードは哺乳類細胞の 1 万倍だといいます（氏家 2020）。エイズやインフルエンザで見られた「遺伝子再集合」もあります（ウルフ 2012）。

　動物、植物、菌類、細菌のそれぞれに感染するウイルスがあります。増殖を細胞に依存する（細胞のないところでは増殖できない）ウイルスは「非生物と生物の中間」と言われます。なお、遺伝子を持たないプリオン（狂牛病など）は、「生物でないのに感染する」と恐れられています。

感染力が強い新型コロナ

　さてその新型コロナですが、表 1 に 3 種類の新型コロナ感染症の簡潔な比較を示しました。SARS に比べると、今回の「COVID-19」は、感染者数が約 380 倍、死者が約 260 倍となるので（2020 年 4 月末現在）、致死率はおよそ半分となります。「平均致死率 5％未満」と断定的に言う学者もいますが、予断を許しません。世界の感染者は毎日 8 万人（SARS 相当が毎日10 件）ずつ増えています（表 2）。

NHK などで飛沫感染と接触感染ばかりが強調され、エアロゾル感染（空気感染、飛沫核感染）が軽視されていることが懸念されます[注2]。無症状感染者からの伝播が少なくないこと（無署名 2020 a ；Shaman et al,2020；Zhanwei et al, 2020）は、エアロゾル感染が少なくないことを示唆していないでしょうか。

　ジェフリー・シャーマン教授らの国際研究チーム（米英中の研究者で構成）は、中国で急速に感染が拡大したのは、無症状や軽症状で見逃されていた人からの感染が主な原因だったと示唆しています。武漢市で封鎖が始まった1月23日前後のそれぞれ2週間の人の移動のデータや、報告された感染者数などをもとに中国国内での感染の広がりを調べました。その結果、武漢市の封鎖の前に、すべての感染者の86％が感染者として認識されていなかったと推定されました（Shaman）。無症状感染者の10％以上がほかの人に感染させていました（Zhanwei）[注3]。咳、くしゃみ、発熱などのない人からの感染では、エアロゾル感染（インフルエンザが代表的）が主要な経路になると思われます。なお、20代男性の重症化で肺炎のほかに髄膜炎を併発し

注2　3月22日のNHK特集で「マイクロ飛沫感染」という用語が出てきたのは、エアロゾル感染を示唆しています。なおSARSのときにすでに空気感染の可能性が指摘されていました（岡田・田代2003：177,185）。教科書でもSARSの空気感染が明言されています（谷田2009：18、565）。「空気感染防御策は、（麻疹ウイルス、水痘ウイルス、結核菌、SARSウイルスなど）空気中に漂ったとき長期間感染性を保持する病原体の伝播を予防する」（谷田2009：565）。コウモリからセンザンコウへも空気感染の経路があるのではないでしょうか。Morawska　2020（無署名2020 cで紹介）も参照。
注3　別の国際共同研究は、感染者の半分以上が無症状感染者からうつされたと推定しています（Tapiwa Ganyani et al 2020）。仏語ウィキペディアで引用。

た山梨大学病院の症例（NHK2020年3月8日）も気懸りです^{注4}。

　なお、新型コロナの社会的経済的影響は2008年のリーマン・ショックを上回り、世界恐慌をも上回ると予想されています。自然の猛威は測り知れないところがあるので、制圧ではなく「共存と減災」を基本に考えるべきでしょう。今回の「COVID-19」パンデミックが仮に終息するとしても、十数年後に「次の新型コロナ」が出現するかどうかは不明です。

注4　新型コロナと言えば「肺炎、発熱、倦怠感」のイメージがありますが、症状はもう少し多彩です。共通症状として発熱、乾いた咳、倦怠感があり、稀な症状に頭痛、鼻のうっ血、のどの痛み、痰の絡んだ咳、息切れ、筋肉痛または関節痛、悪寒、吐き気および/または嘔吐、下痢、重症例の症状に高熱、喀血、白血球減少、腎機能不全があります（https://fr.wikipedia.org/wiki/SARS-CoV-2　仏語ウィキペディア）。初期症状のひとつに味覚・嗅覚の低下があるかもしれません（NHK3月27日）。また、症状改善後（回復後）も最大8日間ウイルスが検出されるという米中チームの報告も注目されます（無署名2020b；De　Chang et al 2020）。高齢者、持病のある人（糖尿病、高血圧など）のリスクが高いですが、世界各地から10代、20代の死亡例も報告されています（3月30日NHK）。喫煙によって感染・重症化のリスクは3倍高まります（週刊金曜日4月3日号）。山梨大学病院が0歳女児の重症例（両親は陰性）を報告（4月2日NHK）。米で0歳女児死亡。欧州で死者の3分の2は男性（4月9日NHK）。日本でも死者の7割が男性（4月10日赤旗）。米国で黒人、ヒスパニックの死亡率が高い（4月12日朝日）。米の無保険者が心配（4月13日NHK）。心筋にも感染（4月14日NHK）。サイレント肺炎（5月3日NHK）

表1　3種類の新型コロナウイルス感染症の比較

	SARS (重症急性呼吸器症候群)	MERS (中東呼吸器症候群)	今回の新型コロナ感染症 (COVID-19)
出現の経緯	2002 年 11 月に中国広東省で発見、2003年に約 32 カ国に広がった	2012 年にサウジアラビアで患者。発生はアラビア半島と周辺。2015 年に韓国でアウトブレイク	2019 年 12 月に中国武漢で発見、2020 年にパンデミックに
終息まで	発見から終息まで約4 カ月、WHO の終息宣言までは約 8 カ月	2020 年現在も終息していない	オリンピック・パラリンピックは 2021 年に延期。終息の見通しはまだない。
感染者数	約 8000 人スーパースプレッダーあり	2019 年 11 月までに確定患者は 2494 人	213 の国・地域で約 3,024,000 人(2020 年 4 月現在)、米西伊仏独英が中国を上回る。感染力の強さが特徴。欧米でオーバーシュート。熱帯・南半球にも広がる。
死者数	約 800 人致死率約 10%	2019 年 11 月までに死者 858 人。致死率約 30%	約 208,000 人(2020 年 4 月現在)、米伊西仏英イラン、ベルギーが中国を上回る。致死率は、平均 7%、英仏 15%、伊 14%、西 12%、ブラジル 7%、イラン米中 6%、独 4%、トルコ日 3%、韓 2%、ロシア 1%、台湾 0.4%。伊で医師 109 人死。高齢、持病、喫煙、男性が致死率大。
感染経路	飛沫感染、空気感染、接触感染	飛沫感染、接触感染	飛沫感染、エアロゾル感染(空気感染)、接触感染
感染者の多い国			米、西、伊、仏、独、英、中、イラン、トルコ、ベルギー、オランダ、スイス、韓、日など
法的位置づけ	2 類感染症 (BSL-3 対応)[注5]	2 類感染症 BSL-3 対応	BSL-3 対応。3 月新型インフルエンザ等特措法改正。4 月 7 日緊急事態宣言 (7 都府県対象、16日全国に、1 カ月)
自然宿主	キクガシラコウモリハクビシン?	ヒトコブラクダまたはコウモリ	ナカキクガシラコウモリ?マレーセンザンコウ?

出典　山内 2005 など各種資料から戸田作成[注6]

表2　2020年3月末の世界の感染拡大の推移

	感染確認者数	死者数	国・地域
3月27日	465,915	21,031	200
3月28日	512,701	23,495	202
3月29日	575,444	26,654	202
3月30日	638,146	30,105	203
3月31日	697,244	33,257	204

出典　WHOのウェブサイトから戸田作成。ジョンズ・ホプキンス大学のウェブサイトではより大きな数字が出ており、感染者、死者のほかに回復者の人数もあります。たとえば3月31日は感染確認者782,365人、死者37,581人、回復者158,456人。4月現在は毎日8万人増加。

注5　2003年にSARSは、天然痘、高病原性（強毒型）トリインフルエンザ、ペスト、ラッサ熱、エボラ出血熱などと並ぶ1類感染症（感染症法）に指定されました（岡田・田代2003：167、194）。その後改定されて2類感染症になったようです[注4]。
　　　https://www.niid.go.jp/niid/ja/kansennohanashi/414-sars-intro.html
　　　https://www.mhlw.go.jp/stf/seisakunitsuite/bunya/kenkou_iryou/kenkou/kekkaku-kansenshou/kekkaku-kansenshou11/01.html
注6　氏家2020：44、岡部2020もこの3種の新型コロナ感染症の比較表がありますから参照してください。

表3　COVID-19（新型コロナウイルス感染症）の感染確認者、死者、致死率

（2020年5月3日現在）

	感染確認者（人）	死者（人）	致死率（%）	備考
世界	3,349,786	238,628	7.1	
1 米国	1,093,880	62,406	5.7	黒人、ヒスパニックの致死率が大、国民皆保険制度なし
2 イタリア	209,328	28,710	13.7	医師死亡150人、高齢化率大
3 英国	182,264	28,131	15.4	
4 スペイン	216,582	25,100	11.6	伊西で医療費削減の影響大
5 フランス	129,458	24,724	19.1	致死率過大？（JHUでは14.7%）
6 ベルギー	49,517	7,765	15.7	
7 ドイツ	162,496	6,649	4.1	PCR検査を徹底。ICU病床が多い
8 ブラジル	91,589	6,329	6.9	
9 イラン	96,448	6,156	6.4	
10 オランダ	40,236	4,987	12.4	
11 中国	84,393	4,643	5.5	
12 カナダ	55,572	3,446	6.2	
13 トルコ	124,375	3,336	2.7	
14 スウェーデン	22,082	2,669	12.1	
15 メキシコ	20,739	1,972	9.5	
16 スイス	29,734	1,466	4.9	
17 エクアドル	27,464	1,371	5.0	
18 インド	39,980	1,301	3.3	
19 ロシア	134,687	1,280	1.0	致死率はもっと高いのでは？
20 アイルランド	21,176	1,265	6.0	
21 ペルー	40,459	1,124	2.8	
22 ポルトガル	25,190	1,023	4.1	
23 インドネシア	10,843	831	7.7	
24 ルーマニア	12,732	771	6.1	
25 ポーランド	13,375	664	5.0	
26 フィリピン	8,928	603	6.8	
27 オーストリア	15,558	596	3.8	
28 日本	14,839	492	3.3	先進国の中では人口当たり医師数少ない、PCR検査率低い

29 デンマーク	9,407	475	5.0	
30 アルジェリア	4,295	459	10.7	
31 パキスタン	19,103	440	2.3	
32 エジプト	6,193	415	6.7	
33 ハンガリー	2,998	340	11.3	
34 ドミニカ共和国	7,578	326	4.3	
35 コロンビア	7,006	314	4.5	
36 ウクライナ	11,913	288	2.4	
37 韓国	10,793	250	2.3	軍事費削ってコロナ対策へ。ドライブスルー方式のPCR検査
38 チリ	18,435	247	1.3	
39 チェコ	7,755	245	3.2	
40 アルゼンチン	4,532	229	5.1	

出典　WHO の HP の COVID-19 Pandemic の *Situation Report 104*（May3、2020）
から作成
https://www.who.int/docs/default-source/coronaviruse/situation-reports/20200503-covid-19-sitrep-104.pdf?sfvrsn=53328f46_2　2020 年 5 月 4 日アクセス　戸田清
　しんぶん赤旗 2020 年 5 月 4 日 5 面に死者数上位 15 カ国の人数があるが、ジョンズ・ホプキンス大学（JHU）の HP によるので人数はやや多く、メキシコも死者 2000 人を超えている。
　渡辺丘・藤原学思 2020「コロナ　米国の格差浮き彫り　「休めない」黒人たち首都死者の 8 割」『朝日新聞』5 月 5 日 5 面。
　仏の感染確認者数は WHO の統計で約 13 万人、JHU の統計で約 17 万人であるが、仏の死者数はどちらも約 2 万 4000 人である。
　「WHO 統計による仏の感染確認者数」は過少と思われるが、その理由は不明。
厚労省クラスター対策班の西浦博北大教授は 4 月 24 日に「いまの患者数は氷山の一角。少なくともその 10 倍はいるのでは」と述べている。

第二節　新型コロナウイルスの特徴

現在（5月18日段階）、つぎのことが分かっています。

1　感染力が強いこと＝これは、次項の感染経路とも関わりますが、感染者との通常の会話だけで感染が生じます。大曲卓夫センター長（国際感染センター）は、「軽症者８割、２割が重症、5％は重篤。悪くなるのは急激で、集中治療室で酸素を入れても効果があまりない。非常に恐ろしい病気」（3月26日の会見）と指摘しています。

2　ウイルスにＳ型とＬ型の２種類があります。Ｓ型は、武漢で発生した原初的なウイルスでコウモリ由来とされ、Ｌ型は、ヨーロッパで広まった型で、変異したものとされます。Ｌ型の方が感染力や致死率が高いという見解もありますが、まだ詳しい状況は不明です。なお、4月28日の国立感染症研究所の発表では、遺伝子の研究から、クルーズ船のウイルスの型や、武漢からのウイルスの型は、日本では感染が確認されず、欧米で感染拡大しているウイルスの型が、欧米からの訪問者・帰国者によって、日本で感染拡大したということです。

3　接触感染・飛沫感染、中でもエアロゾル感染（より広範には空気感染）の水平感染で感染します。現在、WHOや厚労省は、接触感染と飛沫感染のみを認め、空気感染を否定していますが、感染状況から判断して、空気感染、あるいは、エアロゾル感染が主な感染経路であることは否

定できません。(この点については、本章第三節・第四節で詳しく解説します)。

4　現段階で、母親から胎児への垂直感染は確認されていませんが、4月15日に、その疑いがある例が見つかりました。但し、それも院内感染だという意見もあります。4月28日発表の北里大学での帝王切開例では、胎児への感染はありませんでした。

5　クラスター（集団感染）を引き起こすこと＝三密と呼ばれる、密閉・密集・密接の条件で、集団感染が起きるとされます。ただ、一番重要なのは、空気の換気の悪い密閉した空間では感染しやすいことで、家庭内では1名だけでも家庭内感染を起こします。密集すると、確率的に集団感染が起きやすいということです。

6　無症状感染が多く、その感染力は、症状が出る2から3日前から高まり、症状が出る直前の0.7日前に最も感染力が高まること（香港の研究者による）。つまり、自分でも感染に気づかない無症状感染者が感染を広げている可能性が高いことが危惧されます。

7　発熱や咳などの症状のない無症状感染者でも、急に無臭・無味となり、異常を感じることが多数報告されており、感染の有無の判断材料の一つとなります。

8　上気道の感染から始まり、下気道へ移行し重症化します。

9　重症化すると、倦怠感・息切れを訴えることが増えます。

10　下気道での感染は重篤化しやすく、その進行は急激です。

11　普通の肺炎では片肺だけが冒されることが多いのに対

し、今回のコロナウイルスによる新型肺炎は、両肺がお
　かされることが多いと言われています。従って、両肺が
　冒され、呼吸困難になり、非常に苦しみ、重篤化して死
　亡する例が多いのです。

12　胸部CT所見では、両肺の下葉に、すりがらす影、網状
　影、線状影を認めることが多いと指摘されています[注7]。

13　あらゆる世代に対して同等の感染が起こりうること。若
　者は感染しないというのは間違いです。

14　小児の場合でも、重症化が報告されており、0歳から3
　歳までの臨床例では、年齢が幼いほど、重症化すること
　が報告されています。

15　若者が罹りにくいとか、重症化しないというのは間違
　いで、日本でも若者の感染が増えており、海外では、若
　者の重症化例が増加しています。

16　高齢者ほど、感染した場合、重症化しやすいというのは、
　事実と推測され、特に80歳以上の高齢者では、重症化・
　重篤化することが多いです。

17　中国疾病センターの発表では、高血圧・循環器系の病
　気、糖尿病・慢性呼吸器疾患・癌などの持病がある場合
　は、死亡率が高くなることが報告されています。

18　さらに恐ろしいことには、一度陽性が陰性になっても、
　再度陽性になることです。帯状疱疹が水痘（水疱瘡）のウ
　イルスが神経節に潜伏し、体力が衰弱した時に発疹とな

注7　『呼吸器内科医が解説！　新型コロナウイルス感染症 COVID-19』粟
　　　野暢康・出雲雄大、医療科学社、2020年3月

って出現するように、新型コロナウイルスは、肺などどこかの器官にウイルスが潜伏し、再び発症する可能性があるということです。酷く恐ろしいウイルスです。

19　従って、このウイルスに拠る感染の終息は、かなり困難だということも示しています。常に誰かの体内にウイルスが残っていれば、一度落ち着いても、すぐに再度の感染が拡大してしまう恐れがあるからです。

20　年齢別致死率は、70歳80歳の高齢者ほど高くなりますが、20代以下の若い人の死者も少なくないので、注意が必要です。

21　地域別致死率は、国による違いが大きく、中国6％に対し、英仏15％、伊14％、西12％で、欧州は高くなっています。マスクの使用・不使用、文化や生活様式、食事等の違いも関わると推測されます。もともとSARSの致死率10％、ＭＥＲＳの致死率30％に対してCOVID-19の致死率5％というふれこみでした。しかしCOVID-19は世界平均で10％に接近しています。そのうえ感染者数がSARSの500倍を超えると思われます。

22　新型のウイルス感染症なので、まだ治療薬やワクチンは存在しないこと。現在、各国が競って開発中ですが、時間は懸かりそうです。

23　結核予防のためのBCGワクチンを接種していると、感染者数や死亡率が低いのではないかという指摘が、米国ニューヨーク工科大学の研究者や、藤田医科大の宮川剛

教授によって発表されました[注8]。接種有り・中止・なしを比べると、統計的に、接種有りの感染率が低くなるので、可能性はあると考えます。但し、WHOは、科学的な予防効果は確認されていないとして、現時点では推奨せず、中国も懐疑的です。

24　血栓が出来やすく心筋梗塞を起こすことも少なく無いことが分かったそうです。米国で30歳代の複数の報告あり。

25　フランスの病院で昨2019年12月27日に肺炎患者より採取した検体から新型コロナウイルスが見つかり、フランスでは、昨年の12月段階で、既に新型肺炎が流行していたことが判明したそうです[注9]。

26　アメリカでは、ニューヨーク州等15州で新型コロナウイルスに感染した複数の子どもから、川崎病に似た症状が見つかったそうです[注10]。

27　新型コロナウイルスは、現在、次のものに弱いと考えられています[注11]。

　ア　エタノール（アルコール）などの有機溶剤……コロナ

注8　朝日新聞　4月15日朝刊「新型コロナ　BCGで感染拡大防げるか」
注9　フランス、アンテン2、日本時間5月6日朝放送）
注10　アメリカ、CNNニュース、日本時間5月6日放送）
注11　「動物とヒトのコロナウイルス―2019新型コロナウイルスの流行を受けて―」（高野友美（北里大学獣医学部獣医伝染病学研究室准教授）・座長：宝達勉（北里大学名誉教授、元北里大学獣医学部獣医伝染病学研究室）。
　　　https://www.kitasato-u.ac.jp/vmas/download/coronavirus_200220lecture.pdf 等によります。
　　　なお、オゾンについては、新型インフルエンザやサーズ菌への効果は実証されています。

　　ウイルスはエンベロープ（脂質）で出来た膜で覆われて
　　いるので、アルコール消毒剤などを散布すると、エン
　　ベロープが溶けて不活化（死滅）します。

イ　高温（高熱）……60℃以上で1時間、または100℃以
　　上で1分間で不活化します（逆に低温には強く、冷蔵庫の
　　温度4℃で数週間から数カ月、マイナス70℃では、数年間も
　　死滅（不活化）しません）。

ウ　PH5から9の間で安定しています。従って、強い酸
　　性や強いアルカリ性に弱く、特にエンベロープを持つ
　　コロナウイルスは、酸に弱いとされます。

エ　紫外線やX線には弱く、すぐに不活化すると言われ
　　ています。

オ　オゾンは、強力な酸化力を持ち、殺菌性に優れてい
　　るため、コロナウイルスを不活化できます

28　韓国の鄭銀敬（中央防疫対策本部長）は、新型コロナウイ
ルスに感染し陰性後、再び陽性と判定された人は、他の
人を感染させる恐れはないとの見解を5月18日に発表し
ました。再陽性と診断された285人と接触した790人を
調査した結果、他の感染源が考えられる3人を除いて感
染は確認されず、再陽性108人の検体を培養したところ、
ウイルスは検出されず、検査では死んだウイルスを検出
していた可能性が高く、「伝染する力はない」と判断し
ているということです。これが事実なら朗報です。しか
し、再陽性を死んだウイルスの検出と見なしている点は、
PCR検査のウイルス培養の仕組みと矛盾すること、残り

の再陽性 177 人の検体培養でもウイルスが検出されない
のかという説明がないので、やや疑問が残ります。

第三節　感染経路に関する考察

　感染症の経路としては、飛沫感染・接触感染・空気感染・食物感染などが知られています。

　飛沫感染は、感染者が出す咳やくしゃみの飛沫を吸い込んで感染するもので、通常の風邪やインフルエンザなどが主な病気です。

　接触感染は、感染者の肉体・体液・血液・衣服などとの接触を通して感染するもので、エイズ・性病などが主な病名です。

　空気感染は、感染者が出す呼気に含まれる微小な飛沫、所謂エアロゾルが空中を漂っているのを吸い込んで感染するもので、結核やはしか、天然痘などが該当します。

　食物感染は、飲食物などを通して感染するもので、食中毒や赤痢などがあります。さらに、蚊などの昆虫が媒介して感染するマラリア・日本脳炎・ジカ熱などもあります。

　ところで、今回の新型コロナウイルスについて、WHOや日本の厚労省、国立感染研なども、口を揃えて「飛沫感染と接触感染はするが、空気感染はしない」と繰り返し主張してきました。マスコミもそれを受け、手洗いばかり強調し、マスクは感染者が飛沫を防ぐために付けるもので、予防のためのマスク着用は意味が無いと、予防マスク不要論を展開しました。しかし、実際はそうではなかったのです。

　中国では、１月の段階で、エアロゾル感染が起きているという警鐘を鳴らしました。しかし、WHOも厚労省も感染研もそ

の報告を無視して、エアロゾル感染・空気感染を認めませんでした。その間、日本でも世界でも、間違った認識のため、適切な対応が取られずに、感染者が爆発的に増加して行ったのです。

　少し考えれば、分かることですが、感染の状況から判断して、新型コロナウイルスの感染経路はエアロゾル感染が主流なことは疑いようがありません。

　エアロゾル感染は、感染者の通常の呼気からエアロゾルの形で息が排出され、それがそのエアロゾルが空中を漂う間に水分が蒸発し、マイクロ飛沫という微小な飛沫と成って、ウイルスを運び、その空中を漂っている微小な飛沫を第三者が吸い込むことで、感染が起きるのです。息がエアロゾルであることは、鏡に息を吐きかければ、微細な水滴で曇ることで証明できます。密閉した狭い空間に複数の人がある程度の時間一緒に過ごせば、それだけで感染してしまうのです。人が大量に集まるから感染するのではありません。人数に関係なく、空気の換気が出来なくて、密閉した空間では、ウイルスが溜まって感染リスクが高まるのです。

　北海道で感染者が多かったのは、寒冷地で暖房のために住居の密閉性が極めて高いからと推測されます。クルーズ船・屋形船・バス・タクシー・スポーツセンター・ライブハウスなどでの感染も、すべて密閉した狭い空間で起こっています。中国を初め各国の刑務所、韓国の新興宗教の教会、イランのモスクでの礼拝、アメリカの教会での大量感染も、すべて同様です。その数が大量であったために、大量に集まると感染すると誤解

されているのです。人数の多寡ではなく、密閉した換気の悪い空間かどうかが決定的に重要なのです。従って、軽症感染者を自宅で看病させるのは、家庭内感染の恐れが高く、避けるべきです。

　新日本空調株式会社は、微粒子可視化システムを HP で紹介していて、可視化動画を公開しています。日常生活環境の浮遊微粒子という動画では、くしゃみの飛沫（垂直断面）、同（水平断面）、発声時の飛沫を公開し、「空気感染」とした上で、「インフルエンザシーズンになると気になる飛沫核による感染。くしゃみ飛沫は空気砲の様に約 2 m 先まで塊になって拡散します。他人にうつさないためには、マスクが必須！」と説明しています。

　NHK が同社の協力で高感度カメラで撮影した「あなたに知ってほしい　密閉空間で漂うマイクロ飛沫とは？」で、くしゃみの大きな飛沫はすぐに落下するが、小さな微粒子は 3 時間以上漂うことや、大きな声の会話でも飛沫が出ることを伝え、「見えてきた新たな感染の仕組み」では「マスクをするとマイクロ飛沫の量は大幅に軽減されます」と説明しています。くしゃみはイギリスの研究では、6 メートルも先へ飛ぶことが報告されていますが、大声の会話でなくても、普通の声の会話や、更に言えば、普通の呼吸で、いつもエアロゾルは放出されており、その中にウイルスがあれば、それが拡散しているということで

す注12。

　また、4月16日には、オーストラリア・クイーンズランド工科大学と中国科学院の研究グループが新型コロナウイルスは、感染者から排出された飛沫が空気中で非常に小さくなり、数メートルから数百メートルも移動する可能性があると発表しました。国際的な環境学専門誌『エンバイロンメント・インターナショナル』に報告したもので、2009年のWHOのレビューで、ウイルスがエアロゾル（空気中の微粒子）などで室内全体に広がり、短期間にクラスターを生じる可能性があるとしていることも紹介し、研究グループのリディア・モラウスカ教授は、飛沫は排出された直後に蒸発し始め、小さくなったものは数メートルから数百メートルも移動できるとしたうえで「新型コロナウイルスが空気中に拡散しているという推定にもとづいて行動すべきだ」といいます。クルーズ船での集団感染も部屋に隔離した後発症しているのは、エアロゾルが客室間を移動したためとし、室内の自然換気を増やすこと、空気の再循環を避けること、同じ環境を共有する人の数を最小限に抑えることなどを呼びかけています。そして、"We have already lost valuable time by ignoring this method of spread "と指摘し、エアロゾル感染（空気感染）の法則を無視してきたために多くの貴重な時間が失われたと主張しています注13。

　なお、エアロゾル感染による集団感染が起きた主な場所は

注12　NHKが、コロナ対策として番組の間に常時放映中。
注13　https://www.qut.edu.au/research/article?id=161531
　　　Lidia Morawska and Junji Cao「新型コロナウイルスの空気感染：世界は現実を直視すべきだ」『Environment International』

次の通りです。

中国　　武漢のホテルでの大規模な春節のお祝い、刑務所
　　　　等での集団感染

韓国　　大邱の新興宗教の教会での集団感染

イラン　モスクの金曜礼拝での集団感染

イタリア スキー客のゲストハウスでの集団感染

米国　　ワシントン州の福祉施設・教会での集団感染。

日本　　①　クルーズ船の客室での集団感染（706名）。栃
　　　　木・宮城・千葉⑵　。静岡の感染者はクルーズ船
　　　　下船後に発症。

　　　　②　神奈川　相模原中央病院で患者看護師５人が
　　　　院内感染。

　　　　③　北海道　札幌雪まつりの案内所（大通公園観光
　　　　案内所〔室内〕中国からの観光客も多く利用した場所）
　　　　や飲食の施設など、が介在した、道内外での複数
　　　　感染。但し、北海道は、その面積が他の自治体と
　　　　比べものにならないくらい大きく、本当は支庁別
　　　　に統計すべきである。

　　　　④　和歌山　済生会有田病院での院内感染５人

　　　　⑤　千葉　スポーツクラブ・身障者施設での集団
　　　　感染

　　　　⑥　大阪　２カ所のライブハウスでの集団感染

　　　　⑦　東京　屋形船での集団感染・永寿総合病院・
　　　　慶応義塾大学病院などでの集団感染12人。他に、
　　　　バス運転手・ガイド、タクシー運転手・介護施設

運転手の感染なども狭い空間でのエアロゾル感染
　　と推測されます。

従って、つぎのように結論できます。

1　感染の大半の原因はエアロゾル感染であり、密閉した空
　間で、感染者が通常の呼吸で吐き出すウイルスの含まれ
　たエアロゾルを、その空間にいる人々が、鼻や口を通し
　て呼吸で吸い込むことで、ウイルスがエアロゾルの状態
　のままで、肺に入ってしまい感染している可能性が高い
　と考えます。実際、大阪のライブハウスでの集団感染では、
　咳やくしゃみをしている人は1人もなく、喉の痛みを訴
　える人がいただけだと報告されています。エアロゾル感
　染の証拠です。
2　くしゃみや咳による飛沫感染もあり得ますが、その場合
　は、周囲にいる人が注意をするので、むしろ吸い込まな
　い可能性もあります。今回のコロナウイルスは潜伏期間
　が長く、感染してもすぐには症状が出ないことが多いの
　で（中国の発表では、感染しても、56％の人は、体温が平熱で
　無症状だそうです）、その無症状の間に、感染者から吐き出
　されたウイルスを直接、周囲の人が吸い込んでいる可能
　性が高いと推測されます。厚生労働省のホームページに
　よれば、日本の230人の感染者のうち、無症状が23人と
　されています（3月3日現在）。中国では、感染者の56％が
　無症状だということなので、中国と同じ率であれば、本

来感染者が 230 人なら、無症状の人は 5.6 倍の 129 人いる
計算になります。

　日本では、重症の感染者しか検査しないので、表に出
てきませんが、これだけ多くの無症状の感染者がいれ
ば、日本中どこでも、市中感染が始まっていると考えても、
おかしくないと思います。なお、日本医師会は、医師が
保健所に PCR 検査を依頼しても拒否された例が 30 例に
上るとしています。日本で感染者として発表されている
数が実数より少ないだろうことは否定できません。

3　接触感染による感染は、少ないと思います。イタリアは、
キス・ハグ・握手を禁止したそうですが、キスはともか
く、ハグや握手のみでは感染しません。そういう場合に
感染するのは、至近距離で感染者から出される呼気に含
まれるウイルスを吸ってしまうからで、あくまで感染ル
ートは、口や鼻、目を通してであって、手から感染する
のではないと考えるべきです。だから、バイオハザード
予防市民センターが既に発表しているように、コロナウ
イルス対策で手を洗うことは、間接的な意味はなくはな
いですが、直接的な予防効果はほとんど無いでしょう[注14]。
吊革に触った手で飲食しても、ウイルスは、胃などの消
化器に入ってしまうのであって、そのまますぐに肺に達
する訳ではありません。赤痢などの消化器系の病気には

注14「新型コロナウイルス感染に関する見解」(2020 年 2 月 25 日)で、
　　「手洗い予防法の愚策」として「上気道感染症で手を洗ってもほと
　　んど意味がないし、口から感染するデータは何も示されていない」
　　と指摘しています。

手洗いは有効ですが、呼吸器系の病気に手洗いを勧めることは理解に苦しみます。

　WHO や欧米にこの考えが強く、日本の感染症の研究者も、それに倣って、コロナウイルス感染予防に手洗いを勧めているようですが、どう考えても合理的でありません。一つの理由として、欧米の食事では、箸を使わないので、手掴みで食することが多く、その食習慣から手洗いを勧めているのかとも思います。日本では、手掴みで食べるものは少なく、そのまま日本に適用することに無理があるのではないでしょうか。

第四節　エアロゾル感染 (空気感染) の仕組みに関する考察

　エアロゾル感染の仕組み（メカニズム）を次のように推測しました。

　東北大学の押谷仁教授は、朝日新聞のグローブの記事（3月10日号）の中で、コロナウイルスは、下気道の肺からはあまり排出されず、上気道（鼻・咽喉）で繁殖したウイルスが、会話だけでも、外部に放出されると言っていました。感染初期では、肺まで行かないうちに上気道で繁殖して排出されるということのようです。肺で繁殖するようになったら、かなり重症ということのようです。無症状感染というのは、まさに、まだ肺や気管支が冒されていないので、咳などは出ないが、ウイルスは、鼻や喉に多数存在する段階と言ったら、理解しやすいと思います。ここから、感染のメカニズムを次のように推定しました。

1　感染の第一段階

　感染者Ａが呼吸で吐き出したエアロゾルに含まれるコロナウイルスが、密閉した換気の悪い空間に長時間（現在、最低3時間以上漂うことが、指摘されています）蓄積され、そこに仮にBCDEFという5人の人が訪れた時、感染者Ａが咳もくしゃみもしていなくて大丈夫と思っている内に、BCDEFが、その密閉した空間のどこに居ようとも、感染者Ａの排出したエア

ロゾルを主に鼻から吸い込んでしまい、第二次感染が起こります。従って、医者や看護師などの場合、感染者が吐き出したエアロゾルを、直接に間近で吸ってしまう恐れがあり、たとえマスク等をしていても、BSL4施設で使うような防毒装備でない限り、ウイルスは完全には防げず、主に鼻から吸って感染するのです。

2 感染の第二段階

感染者BCDEFは、全員、感染者Aのコロナウイルスを吸ってしまったが、最初は鼻や喉の粘膜に吸着され、奥には進めず、鼻や喉の中だけで、ウイルスが増殖します。しかし、人によって、耐性が異なるので、Bの感染者は、1日か数日のうちにウイルスが咽喉の奥まで行ってしまい、さらに、気管支の方まで浸潤し始めます。そうすると、喉や気管支の具合が悪くなり、咳などを発するようになります。Cの感染者は、Bよりも進行が遅く、Dは更に遅く、Eは感染しているが、咳やくしゃみなどは出ません。つまり、感染してから、人によって、咳やくしゃみなどの症状が出るまで遅速が有り、これが所謂、潜伏期間となります。早い人は数日、遅い人は知られている例では、28日後に発症します。また、ウイルスは保持していても、風邪に似た症状を出さない無症状感染者もかなりの数存在することが知られています。

ただ、困ったことには、感染してから症状が出るまでも鼻や咽喉には、ウイルスが増殖しているのであって、それが、普

通の会話でも、外に出てきて、感染を広げます。押谷教授によれば、この時が、他者に感染を広げるのに一番危険な時であって、クラスターと呼ばれている例は、こうした感染の第二段階の人が密閉した空間にウイルスを会話・お祈り・歌・激しいスポーツに伴う荒い呼吸等で排出し、その空間に居合わせた他者が、そのウイルスを吸って第三次感染を引き起こしているのです。

3　第三段階

感染者BCDEFのうち、BやCは、症状が次々と悪化し、気管支を経て、肺までウイルスが到達し、初期の肺炎を起こします。これが第三段階です。しかし、D、E、Fは、肺炎まで行かずに終わってしまいます。年齢や、体力、糖尿病などの持病の有無等で、結果が異なると推測されます。

ただ、気をつけなければならないのは、当初は若い人は重症化しにくいと言われていましたが、最近ではそうでもなく、特に欧米では、若者でも重症化したり、死亡する例が多数報告されるようになってきたことです。また、子供は感染しないという意見もありましたが、最近はそれも否定されて、10歳以下の子供の感染や重症化、死亡例も増えています。日本は特に年齢にこだわっていますが、それは止めた方が良いでしょう。またBやCも、コロナウイルスを肺から排出しますが、押谷教授によれば、量的には、鼻や喉から排出されるウイルスよりも少ないそうです。

4　第四段階

　肺炎になったB、Cが重篤になった場合です。集中治療室での治療を要し、人工呼吸器やさらに悪化すれば、人工心肺（ECMO）を付けることが必要です。Bは悪化して、死亡してしまう場合であり、Cは、何とか峠を乗り越え、回復する場合です。

　以上のことから、次のことがらが言えます。

① 　第一段階から、感染者はウイルスを放出するので、本当は、感染の可能性がある人はすべて検査を行い、早い段階で、次の段階へ移行しないような処置や隔離を行うべきです。
② 　日本では、未だに飛沫感染・接触感染を原因としていますが、これは誤りだと言うことが分かります。第一段階の無症状の段階に、密閉空間でのエアロゾル感染が起こるのです。ライブハウスに来ている感染者は、自分では感染しているという意識はなく、他の人たちもだれも咳などしていないので安心しきって感染しているのです。それを、咳やくしゃみが出るまで放置したり、ドアノブや手すり、吊革を怖がって触らなかったり、手を洗いまくったり、アルコールで消毒してもあまり意味はありません。間違った理解を改めるべきです。

③　日本では、第二段階でも、４日間は自宅待機（高齢者は２日間）としていますが、この時期は、ウイルスを盛んに放出している時期で、自宅での看病は極めて危険です。また、自宅では十分な対処が出来ず、次の第三段階へ移行してしまう恐れが強いです。咳やくしゃみが出始めたら、躊躇せずに検査を実施して、早期発見すべきです。

④　日本では、第二段階の後半から第三段階へかけての時期に、やっと検査をしていますが、これでは遅すぎて、結局、肺炎の重篤化をもたらし、命の危険が高まります。早期発見・早期治療でないと、患者も医療従事者も疲れ切ってしまい、かえって悪い結果となります。

補説　５月３日ＮＨＫで自衛隊中央病院の医師が「サイレント肺炎」と発言していたのは、無症状肺炎のことと思われます（レントゲンで発見できることがあるそうです）。つまり、無症状感染であっても、すぐに肺にまで達してしまう例もあることになります。また、そのことは第一段階、第二段階でも少数のウイルスは、気管支や肺にまで到達する可能性もあることを示します。しかしながら、ウイルスの量が少な過ぎて、ほとんど増殖しない状態にあると推定されます。

第二章　新型コロナ対策としてのマスクの重要性

はじめに

　本書では、新型コロナウイルスは、感染者の呼気に含まれるエアロゾル状態のウイルスからの感染が主な感染経路と考えております。従って、エアロゾルを吸い込むことを予防するには、やはりマスクに効果があると考えるのが分かりやすいのではないかと理解しています。しかしながら、マスクの予防有効性については、否定的な見解もあります。少なくとも、2020年3月までの時点では、否定的見解が圧倒的に多かったと思われます。

　そこで、本章では、マスクに新型コロナウイルスに対する予防効果が有るのか無いのか、多方面から検討してみたいと思います。

第一節　マスクの感染予防効果について

　マスクの予防効果を調べる前提として、マスクには幾つかの種類があることを知っておく必要があります。マスクには、医療用のＮ95マスク、外科手術用のサージカルマスク、家庭用の不織布マスク、ガーゼマスク、産業用の防塵マスクＤＳ2などがあります。

　新型インフルエンザ専門家会議が平成20年11月20日付けで発表した「新型インフルエンザ流行時の日常生活におけるマスク使用の考え方」（以下、「マスク使用の考え方」と略称）という文書があります。今回の新型コロナに対するものではありませんが、厚労省のホームページに載っており、基本的には、現在でもこの考えが通用しているようです。マスクの種類についても分かりやすい説明があるので、以下にそのまま載せます。

1　不織布製マスク

　不織布とは織っていない布という意味で繊維あるいは糸等を織ったりせず、熱や化学的な作用によって接着させたことで布にしたもので様々な用途で用いられている。市販されている家庭用マスクの約97% が不織布製マスクである。

　不織布製マスクの形状は、大きく分けて2つのタイプがあり、立体的になるプリーツ構造を採用した「プリーツ型マスク」および顔のラインに沿った形状で密着性を高めた「立体型マス

ク」がある。

　不織布製マスクは、薬局やコンビニエンスストア等で通常購入することが可能であるが、商品名や形状等は、メーカーによって様々である。マスクが不織布製であるかどうかは、製品の袋に記載されていることが多い。

　ちなみに、サージカルマスク（外科用マスク）は、医療用の不織布製マスクのことを指し、手術時に医療従事者の唾液等を患者の手術部位に飛ばさない等の目的で使用される。サージカルマスク（外科用マスク）は、新型インフルエンザ流行時の日常生活における使用においては、家庭用の不織布製マスクとほぼ同様の効果がある。

2　ガーゼマスク

　ガーゼマスクは、綿織物を重ね合わせたマスクである。市販されている家庭用マスクの約 3% がガーゼマスクである。様々な改良が行われているが、ガーゼマスクのフィルターの性能は、環境中の飛沫を捕捉するには十分な効果が得られない。咳エチケットとして使用することは可能であるが、フィルターの性能を考えると、前述した不織布製マスクがない場合に使用を検討する。

3　N95 マスク（防じんマスク DS2）について

　現段階では、N95 マスク（防じんマスク DS2）は、新型イン

フルエンザの感染予防策として、日常生活において使用することは想定されていない。ただし、新型インフルエンザの患者に接する可能性の高い医療従事者については、N95マスク（防じんマスクDS2）のような密閉性の高いマスクの着用が勧められている。（参照：医療施設等における感染対策ガイドライン）N95マスクのNとは耐油性がない（Not resistant to oil）という意味であり、95とは0.3㎛以上の塩化ナトリウム結晶の捕集効率が95％以上という意味である。N95マスクの認定は米国労働安全衛生研究所（NIOSH）が認定している。産業用の防じんマスクについて、わが国でも国家検定が行われており、DS2というクラスのものがN95マスクと同等の検定基準とされている。N95マスク（防じんマスクDS2）を適正に使用するためには、自分の顔にあった正しいマスクを選択するためのフィットテスト及び装着時に正しく装着出来ているかを確認するためのユーザーシールチェック等十分な知識が必要である。また、期待される効果を得るには顔とマスクの高い密着性を必要とするため、長時間の着用は息苦しくなることがある。N95マスク（防じんマスクDS2）の使用にあたっては、手がマスク表面に触れた場合には、手にウイルスが付着する可能性があるため、手洗い等を行う必要がある。なお、N95マスク（防じんマスクDS2）は、一般に症状のある人の使用は不向きであり、咳エチケット用としては不適切である。家族内で新型インフルエンザに感染した者を世話する等、感染者と濃厚な接触が避けられない場合は、医療従事者以外の者も、N95マスク（防じんマスクDS2）を使用することは、適切な教育・訓練が行われることを前提と

して今後も検討する価値があると思われる。

　以上から分かることは、マスクとしてのフィルターの性能は、次の順序になると理解されます。

　フィルター性低い←………………………→フィルター性高い

　ガーゼマスク＜不織布製マスク＝サージカルマスク＜N95マスク＝防じんマスク DS2

　この順序から、ガーゼマスクは「フィルターの性能は、環境中の飛沫を捕捉するには十分な効果が得られない。咳エチケットとして使用することは可能であるが、フィルターの性能を考えると、前述した不織布製マスクがない場合に使用を検討する」とされているにも関わらず、政府が全国民に２枚ずつ配布中の所謂アベノマスクがガーゼマスクである点が問題です。「マスク使用の考え方」でも、「咳・くしゃみなどの症状のある人は、……飛沫の飛散を防ぐために不織布製マスクを積極的に着用することが推奨される」として、ガーゼマスクではなく、不織布製マスクを奨めています。それなのに、何故わざわざ飛沫捕捉の性能が悪いガーゼマスクを選び不織布性マスクを選ばなかったのか不思議です。マスク選定に当たり、専門家の意見を訊かなかったのでしょうか。

　また、このガーゼマスクは、他のマスクより小さめで、他のマスクでは、鼻の部分を折り曲げて密着するようになっていますが、それがなく、隙間が空いてしまう感じがしました。エアロゾルがかなり通過してしまうので、もう一枚フィルターのようなものを付けて使用した方が良いと思います。子供や顔の

小さい人でないと使いにくいでしょう。また、洗濯をすると、
更に縮んでしまいます。不織布製マスクでは何度洗濯しても大
きさは変わりませんが、その点でも問題です注1。

注1　アベノマスクが小さすぎて使いにくいと言うことで、プリーツマス
　　クや立体マスク、フィルター入りマスク等に作り直す具体例が、ネ
　　ットでは盛んに紹介されています。「アベノマスク　リメイク（作り
　　直し）」で検索し、お試し下さい。なお、マスクを簡単に作るだけ
　　でしたら、週刊金曜日 1279 号で、西岡由香氏が靴下を加工したマ
　　スクの海外情報を紹介しています。この場合は不織布ではない布マ
　　スクですので、感染防止効果を高めるためには、フィルター（紙タ
　　オル等でも代用できます。）を挿入した方が良いでしょう。

第二節　マスクの使用法と予防効果について

「マスク使用の考え方」には、次のようにあります。

1　不織布製マスクの使用方法

(1)　咳・くしゃみなどの症状のある人が使用する場合

　　咳・くしゃみなどの症状のある人は、周囲の人に感染を拡大する可能性があるため、可能な限り外出すべきではない。また、やむを得ず外出する際には、咳・くしゃみによる飛沫の飛散を防ぐために不織布製マスクを積極的に着用することが推奨される。これは咳エチケットの一部である。

(2)　健康な人が不織布製マスクを使用する場合

　　マスクを着用することにより、机、ドアノブ、スイッチなどに付着したウイルスが手を介して口や鼻に直接触れることを防ぐことから、ある程度は接触感染を減らすことが期待される。

　　また、環境中のウイルスを含んだ飛沫は不織布製マスクのフィルターにある程度は捕捉される。しかしながら、感染していない健康な人が、不織布製マスクを着用することで飛沫を完全に吸い込まないようにすることは出来ない。

よって、咳や発熱等の症状のある人に近寄らない（2メート

ル以内に近づかない）、流行時には人混みの多い場所に行かない、手指を清潔に保つ、といった感染予防策を優先して実施することが推奨される。

　やむを得ず、新型インフルエンザ流行時に外出をして人混みに入る可能性がある場合には、ある程度の飛沫等は捕捉されるため、不織布製マスクを着用することは一つの防御策と考えられる。ただし、人混みに入る時間は極力短時間にする。

　以上の使用上の注意点で、(2)健康な人が不織布製マスクを使用する場合、「環境中のウイルスを含んだ飛沫は不織布製マスクのフィルターにある程度は捕捉される。しかしながら、感染していない健康な人が、不織布製マスクを着用することで飛沫を完全に吸い込まないようにすることは出来ない。」と有る点が注目されます。

　「不織布製マスクを着用することで飛沫を完全に吸い込まないようにすることは出来ない。」という部分をどう理解するかです。

　ある程度効果があるとプラスに考えるか、ほとんど効果が無く無駄だと考えるかの違いです。予防のためのマスク着用に否定的な人は、その根拠として「マスクの編み目は10㎛程度で、ウイルスは0.1㎛程度で100倍も小さいから、マスクをウイルスは通り抜けてしまう」という点を主張します。例えば、朝日新聞2月22日の「耕論」の「マスク依存症」がそうであり、3月29日フォーラム「マスク不足はや2ヵ月」でも、「マスクはしぶきが飛ぶのを抑え、他人に感染させるのを防ぐのに役立

つものの、ウイルスは隙間を通り抜け、自分を感染から守ることは難しいと考えられています」と述べています。

　しかし、家庭用マスクに、本当にウイルス予防効果がないのか、さらに検討してみたいと思います。

第三節　マスクによる感染予防効果の検証

「マスク使用の考え方」では、次のように述べます。

(1)　マスクの定義

「マスクとは、口と鼻を覆う形状で、咳やくしゃみの飛沫の飛散を防ぐために使用される、または、ほこりや飛沫等の粒子が体内に侵入することを抑制する衛生用品である」

ここでは、「症状のある人の咳エチケット用」だけでなく、「健康な人が、ほこりや飛沫等の粒子が体内に侵入することを抑制する衛生用品である」としています。つまり、マスク自体の定義として、「感染者の飛沫飛散防止と、健康な人の飛沫吸入防止」という二つの役割がマスクには期待されていると言うことです。

さらに、「マスク使用の考え方」には、次のような記述があります。

(2)　マスクの効能と限界

「マスクは、フィルターの部分において、ほこりや飛沫等の粒子が捕捉されることが期待される。対象となる粒子がフィルターの編み目よりも大きければ捕捉される。近年は複数のフィルターの層を重ねることによって、より細かい粒子の捕捉が可

能になってきている。

　日常生活においてマスクのフィルターで捕捉したい粒子としては、花粉や、咳やくしゃみにより飛散するウイルスを含んだ可能性のある飛沫がある。花粉の粒子の大きさは、20 から 30 μmである。また、インフルエンザウイルス等のウイルス自体は、0.1μm程度の大きさであるが、非常に微細で軽いためウイルス単独では外に飛ぶことができない。通常ウイルスが外に出る際には唾液等の飛沫と呼ばれる液体とともに飛散する。飛沫の大きさは5μm程度である。花粉や飛沫を捕捉することがマスクのフィルターの性能として求められ、それは材質等によって決まる」

　特にここで注目されるのは、「ウイルス自体は、0.1 μm程度の大きさで……非常に微細で軽いためウイルス単独では外に飛ぶことができない。通常ウイルスが外に出る際には唾液等の飛沫と呼ばれる液体とともに飛散する。飛沫の大きさは5μm程度である。」とある部分です。つまり、ウイルスは、自らは単独で移動できないため、飛沫に含まれ移動するわけで、その大きさは5μm程度もあって、ウイルス本体の大きさ0.1μm程度の 50 倍も大きいことです。それだけ大きければ、10μm程度のマスクの編み目でも、ウイルスが捕捉される可能性が高まります。まして、最近のマスクは複数のフィルターが重なったマスクも増え、捕捉能力が高まっているのです。

　なお、この間の事情について、もう少し具体的な数値等で知りたいという欲求は当然出てくると思います。実は、それを裏付ける論考があるのです。

　ここで注目されるのは、イタリアの感染症研究者のグルー

プが『イギリス医師会雑誌』（ＢＭＪ）に発表した「呼吸器ウイルスの蔓延を阻止または軽減するための物理的介入：系統的レビュー」（ジェファーソン T1、フォックスリー R、デルマー C、ドゥーリー L、フェローニ E、ヘワク B、プラブラ A、ナイア S、リベッティ A.）という論文です注2。言語制限なしで、呼吸器ウイルスの感染を防ぐための介入（隔離、検疫、社会的距離、障壁、個人保護、衛生）を検索し、スキャンされた 2300 のタイトルのうち、138 の全論文が検索されました。研究の質が低いものや質の異なるものを除き、6 つのケースコントロール研究のメタ分析によって、物理的対策が SARS の蔓延を防ぐのに非常に効果的であることが判明したと述べています。新型コロナウイルス対策にも、参考になると思われます。

　即ち、次のように数値を挙げて論じています。

　1 日 10 回以上手洗い（オッズ比 0.45、95％信頼区間 0.36 から 0.57; 治療に必要な数 =4.95％信頼区間 3.65 から 5.52）；マスクを着用（0.32、0.25 〜 0.40：NNT=6、4.54 〜 8.03）；N95 マスクを着用（0.09、0.03 〜 0.30、NNT=3、2.37 〜 4.06）。手袋を着用（0.43、0.29 〜 0.65、NNT=5、4.15 〜 15.41）。ガウンを着用（0.23、0.14 から 0.37;NNT=5、3.37 から 7.12）；手洗い、マスク、手袋、ガウンの組み合わせ（0.09、0.02 〜 0.35、NNT=3、2.66 〜 4.97）。

　オッズ比とは、生命科学の分野において，ある疾患などへ

注2　Physical interventions to interrupt or reduce the spread of respiratory viruses: systematic review. Jefferson T1, Foxlee R, Del Mar C, Dooley L, Ferroni E, Hewak B, Prabhala A, Nair S, Rivetti A. [BMJ. 2008]　PMID: 18042961 PMCID: PMC2190272 DOI: 10.1136/bmj.39393.510347.BE [Indexed for MEDLINE] Free PMC Article

の罹りやすさを２つの群で比較して示す統計学的な尺度のことです。オッズ比が１とは，ある疾患への罹りやすさが両群（この場合なら、マスクをしない群とした群）で同じということであり，１より大きければ，疾患への罹りやすさがより高く、１より小さければ、疾患に罹りにくいことを意味します。マスクをすれば、当然、１より小さくなるはずです。

　これによれば、マスク（家庭用マスク、不織布製マスク）を着用した場合、マスクを付けない場合と比べて感染しやすさは、0.32 に減ります。つまり、ほぼ三分の一になるということです。一方、N95 マスクの場合は、オッズ比は 0.09 です。これは、感染しやすさが 100 の分の 9、つまり 10 分の 1 強に減少します。よく N95 マスクだとウイルスはほぼ完璧に除去できるといわれますが、この論文に拠れば、それほど完璧なものではなく、感染の危険性が 10 分の 1 に減る程度の防御力だと分かります。今回、新型コロナの治療に当たった世界中の医療関係者が感染し、死亡者も多数出ました。なぜ N95 マスクを付けた医療関係者からも死者が出たかという理由の一端がここにあると思われます。

　もちろん N95 マスクは、「マスク使用の考え方」にあるように、正しい装着が難しく、顔に合っているかの定性的なフィットテストをして、甘みや苦みを感じれば、別の型やサイズに変更する必要があり、ユーザーシールチェック（密着性の確認）で息が漏れていれば、ゴム紐を調整する必要があります。しかし、今回の新型コロナウイルスの場合は、緊急を要して、時間的にもきちんと装着する余裕がなかったり、そもそも N95 マスク自体が

不足して装着自体が困難であったりする可能性も想定されます。

　いずれにしても、この論文によれば、家庭用マスク（不織布製マスク）が感染の危険を7割減らすのに対し、N95マスクは9割減らすという言い方も可能です。N95マスクでも完璧でないなら、まして家庭用マスクなら、完全でないのは仕方が無いことになります。だからといって、7割も危険性が減るのであれば、感染予防のためにマスクを付けない理由はないと考えます。

　なお、この論文では、1日10回以上手洗いのオッズ比0.45に対し、マスクを着用のオッズ比は0.32であって、手をよく洗う以上に、マスク（不織布製マスク）の使用が、感染予防に効果があることを示しています。マスクの重要性が改めて裏付けられたと考えます。

　ちなみに危険性をほぼ0にしたいなら、自衛隊が所有するような防御服、あるいは、BSL4施設で使用する宇宙服のような防御服を着用するしかないでしょう。

　さらにまた、最近、マスク（但し、手術用サージカルマスク。これは、材質が不織布で、「マスク使用の考え方」によれば、家庭用の不織布製マスクと同様の精度と見なされています）が感染予防に効果があるという論文が発表されました。「呼気中の呼吸器ウイルス排出とフェイスマスクの有効性」という題名の論文です[注3]。

注3　Respiratory virus shedding in exhaled breath and efficacy of face masks.
　　Nancy H. L. Leung, Daniel K. W. Chu, Eunice Y. C. Shiu, Kwok-Hung Chan, James J. McDevitt, Benien J. P. Hau, Hui-Ling Yen, Yuguo Li, Dennis K. M. Ip, J. S. Malik Peiris, Wing-Hong Seto, Gabriel M. Leung, Donald K. Milton & Benjamin J. Cowling.
　　Nature Medicine volume 26, pages 676–680（2020）.

その中では、次のように主張しています。

「外科用フェイスマスクにより、呼吸器飛沫中のインフル
エンザウイルス RNA とエアロゾル中のコロナウイルス RNA、
及び呼吸器液滴中のコロナウイルス RNA の検出が大幅に減少
しました。私たちの研究結果は、外科用フェイスマスクが症候
性の個人からのヒトコロナウイルスとインフルエンザウイルス
の感染を防ぐことができることを示しています」

　具体的には、被験者 246 人をマスクなし 122 名（50％）とマ
スクあり 124 名（50％）にランダムに分け、ヒト（季節性）コ
ロナウイルス、インフルエンザウイルス、ライノウイルスへの
感染状況を比較した研究です。その結果、コロナウイルスにつ
いては、マスクなしで収集されたサンプルの内、呼吸器液滴
の 3/10（30％）およびエアロゾルの 4/10（40％）でコロナウイ
ルスを検出しましたが、マスク着用者のサンプルからは、呼吸
器液滴もエアロゾルのどちらからもウイルスは検出されません
でした。この差はエアロゾルで有意であり、呼吸器飛沫での検
出が減少する傾向を示しました。インフルエンザウイルスでは、
マスクなしでは呼吸器飛沫の 23 例中 6 例（26％）およびエア
ロゾルの 23 例中 8 例（35％）でウイルスが検出されましたが、
マスク着用では、呼吸器液滴中では 27 分の 1（4％）に大幅に
減少し、エアロゾルでは大幅な減少はありませんでした。ライ
ノウイルスについては、フェイスマスクの有無にかかわらず、
呼吸器液滴とエアロゾルの両方でウイルスの検出に有意差はあ
りませんでした。私たちの研究結果は、エアロゾル伝播がコロ
ナウイルス、インフルエンザウイルス、ライノウイルスの潜在

的な伝播様式であることを示しています。コロナウイルスの検出と呼吸器液滴およびエアロゾルでのウイルスコピーを減らすためにサージカルマスクが有効であることが示されました。これは、COVID-19 の制御に重要な意味を持ち、感染者は手術用フェイスマスク（サージカルマスク）を使用して、二次的な感染を減らすことができます。

　サージカルマスクの素材は不織布であり、家庭用の不織布製マスクと性能は基本的に変わらないことは、上述した通りです。以上のことから、次のように言えます。

　家庭用マスク（不織布製マスク）で、感染の危険が 7 割減るのでしたら、マスクを付ける効果は実際の場面に即すと、次のように理解出来ます。

1　感染者がマスクをせずに行動し、健康な人の目の前で咳やくしゃみをした場合、もし、健康な人がマスクをしていなければ、直に飛沫を浴びてしまいます。またもしマスクをしていれば、それが家庭用マスクであっても、飛沫が直接に鼻や口に注がれるのを防ぐはずです。感染者が自らの咳やくしゃみが拡散するのをマスクで防ぐのであれば、逆に感染者からの間近の飛沫を防ぐ効果は健康な人のマスク着用にも期待できるはずです。

2　今回の新型コロナウイルスでは、無症状感染者からの感染が多いと推測されます。無症状ですから、咳やくしゃみは無い状態です。それでも、無症状感染者と健康な人のどちらもがもしマスク無しで間近で 15 分程度でも話をするならば、それだけで感染すると考えられています。

但し、前記の「呼気中の呼吸器ウイルス排出とフェイスマスクの有効性」の論文では、「各呼気収集が30分間行われたことを考えると、伝達が主にエアロゾルを介して行われたとしても、伝達を行うには長時間の密接な接触が必要になることを意味する可能性があります」とあるので、一般に言われているよりも、エアロゾル感染するための時間は必要なのかも知れません。

　いずれにしても、無症状感染者の呼気から出るエアロゾルにウイルスが含まれていて、健康な人がそれを吸い込んで感染してしまうことになります。もし、無症状感染者がマスクを付けておらず、健康な人だけが付けている場合は、どうでしょう。完璧に防げないので感染する危険性は残りますが、付けいない場合に比べれば遙かに安全（やはり3分の1程度）になります。

3　それでは、無症状感染者が家庭用マスクをして、健康な人がマスクをしていなければ、どうなるでしょうか。家庭用マスクでもかなりの量のエアロゾルはマスクに捕捉されますが、完璧ではないので、漏れたエアロゾルを人が吸い込んで感染してしまう恐れはあります。しかし、マスクを付けていない場合に比べれば、感染の危険性はかなり低下（7割減って、3分の1以下）します。

4　さらに、無症状感染者も健康な人も、どちらもマスクを付けている場合はどうでしょうか。健康な人のマスクでもエアロゾルが捕捉され、危険性が下がるので、出てくるエアロゾルは3分の1になります。一方、健康な人の

　吸い込む量も、３分の１に減少するので、単純計算で、３分の１×３分の１で、９分の１に危険性が減ることが推測されます。

　従って、無症状感染者も、健康な人も、どちらもマスクを付けていれば、感染の危険性は大幅に軽減され、N95マスクを付けているのと同じ程度まで危険性が下がるという推定が成り立ちます。本書で、公共の場でのマスク着用の義務化を主張するのは、そうした理由からです。

　なお、マスクについては、様々な企業も、本来の守備範囲を超えてマスク生産に乗り出しています。その中で、ウイルスを防ぐのに、特に効果があると思われる、次のマスクを紹介します。新潟大学の榛沢和彦特任教授らが、新潟県長岡市のスポーツアパレル会社「オンヨネ」と協力し、「光触媒」を使ってウイルスの不活化（ウイルスは通常の生物と異なる性質を持つので、死滅ではなく不活化という言う言葉を使います）が期待されるマスクを開発したそうです。これは、酸化チタンなどの小さな金属片を繊維に織り込むと、赤外線などが当たった時にイオンが発生し、酸素と反応し、ウイルスの感染力を弱める活性酸素「OHラジカル」を作り出すことを利用したマスクです。光触媒の生地とほこり等を通さない生地の二重構造となっており、他のマスクの下に装着すれば、同様な効果を期待できるので、光触媒の生地だけもインナーマスクとしても売り出すそうです。マスクは2200円、インナーマスクは1200円と値段は高いですが、100回洗っても効果は変わらないということなので、通

常のマスクよりウイルス防御に役立つ安全なマスクとしてお勧めです。5月16日から新潟県内で、5月23日から県外でも販売されています注4。

　香港大学の袁國勇（Yuen, Kwok Yung）教授は、ハムスターの実験から、マスクは、新型コロナウイルスの感染防止に効果があると発表しました。実験は感染したハムスターの入ったケージと健康なハムスターで何も覆いの無いケージに入ったもの、健康なハムスターでサージカルマスクで覆ったケージに入ったものの、三つのグループに分かれて行われました。感染したグループのケージを、二つの健康なグループの隣において7日間の経過を見ると、何の覆いも無いグループは66.7％が感染し、サージカルマスクで覆ったグループの感染は16.7％でした。このことから、サージカルマスクは、COVID-19の感染を防止する役割があると結論づけたものです注5。

注4　朝日新聞　4月21日夕刊（東京版）の記事（杉山歩氏）によります。
注5　HEALTH AND SCIENCE May 19 2020. Wearing a mask can significantly reduce coronavirus transmission, study on hamsters claims. この研究は、5月17日の日曜日に香港大学微生物学部によって発表されたものです。

第四節　４月から世界が認めだしたマスクの効果

　こうしたマスクの必要性を説いているうちに、４月になっ
て、世界は、マスクの予防効果を認める方向に一斉に舵を切り
始めました。中国疾病管理予防センター所長の高福（Gao Fu）
氏は、「欧米のマスクに対する考えは間違っている。アジアで
はマスクを付けたことで感染を軽減できた。布マスクでも効果
はある」と述べたことが欧米で評価されたことがきっかけで
す[注6]。アメリカの ABC 放送が２日にその放送をし、アメリカ
でも、様々な業種がマスク増産に乗り出したことを報じました。
シンガポールの放送は台湾でマスクが義務化されたことを報じ、
フランスのＦ２も、チュニジアでもマスクを作り出したことや、
フランスでは、ブランド各社がマスク量産に切り替えたことを
報じました。イギリスでは、飛沫が、従来より遠くへとぶこと
が報道されマスクの必要性が叫ばれ、ＷＨＯもマスクに対する
見解の見直しに入ったことを BBC が報じました。

　実際、WHO は、４月６日に出した「Advice on the use
of masks in the context of COVID-19」（新型コロナに対する
マスク使用の手引き）において、暫定的としながら、Potential
advantages of the use of mask by healthy people in the
community setting include reducing potential exposure risk
from infected person during the "pre-symptomatic" period

注6　By Jon Cohen Mar.27,2020,6:15PM Science's COVID-19 reporting
　　is supported by the Pulitzer Center

「地域社会で健康な人がマスクを使用することの潜在的な利点には、無症状感染者からの潜在的な曝露リスクの低減が含まれます」と、マスクの感染予防効果について述べました[注7]。

　米国のCDCも、4月3日に、「特に感染の著しい地域での布製のフェイスカバーの使用に関する推奨事項」として、

　「最近の研究から、コロナウイルスに罹患している人のかなりが無症候性で、最終的には症状が現れるプレ症候性を有することから、症状を示す前にウイルスを他人に感染させる可能性があります。特に感染が著しい地域では、社会的距離を維持することが困難な公共の場（食料品店や薬局など）で布製の表面カバーを着用することを推奨しています。家庭で一般的な材料から低コストで作られた布の表面カバーは、自主的な公衆衛生対策として使用できます。

　推奨される布の表面のカバーは、サージカルマスクやN-95マスクではありません。これらは、現在のCDCガイダンスで推奨されているように、医療従事者やその他の医療の第一対応者のために引き続き確保しておく必要がある重要な備品です」と発表しました[注8]。

　日本でも4月に入り、安倍首相が1住所に2枚ずつ布マス

注7　WHOのホームページ参照。https://www.who.int/publications-detail/advice-on-the-use-of-masks-in-the-community-during-home-care-and-in-healthcare-settings-in-the-context-of-the-novel-coronavirus-（2019-ncov）-outbreak

注8　CDC「Recommendation Regarding the Use of Cloth Face Coverings, Especially in Areas of Significant Community-Based Transmission」2020年4月3日
　　　https://www.cdc.gov/coronavirus/2019-ncov/prevent-getting-sick/cloth-face-cover.html

クを配布することを宣言しました。また、5月4日の感染症専門委員会の答申は、初めて、マスク着用の必要性を明記しました。

このように、世界がマスク着用の意義を認めだしたことを嬉しく思います。

アメリカの感染アレルギー研究所は、感染予防のために、適当な距離を空けることと、マスクの着用を推奨すると述べたそうです。マスクを着用する文化を持たないアメリカでも、マスク着用が叫ばれる時代になったのです。4月27日までに、ドイツ・ベルギー・イタリアも公共交通利用等でのマスク着用を義務化しました[注9]。

なお、英語版ウィキペディアに、Face masks during the COVID-19 pandemic（新型コロナパンデミック中のフェイスマスク）の題名で、マスク着用についての最新情報が5月25日に掲載されました。それによれば「COVID-19の大流行時にフェイスマスクを着用することは、多くの公衆衛生機関や政府から種々の推奨を受けています」として、「2020年5月初めの時点で、世界の人口の88％が公の場でマスクの使用を推奨または義務付けている国に住んでいます。75カ国以上がマスクの使用を義務付けています」と述べています。

注9　4月28日放送のドイツZDF国際放送。

第五節　マスク装着に関するその他の問題点

　NHK の朝7時のニュース（4月上旬。日は記載漏れ）に拠れば、聴覚障害者の方は、口の形や動きを観て、会話の相手が何を話しているか判断することが多いので、マスクで口を覆ってしまうと、相手が何を発言している理解できなくなって困るそうです。そのためには、口の動きが分かる透明なマスクが必要です。4月11日の朝日新聞は、10年前に、浜松市の村松英和さん（ソフトウェア会社「ネットメロン」社長）が、透明マスクを既に開発し、「ルカミィ」の名で販売しましたが、現在は製造をやめていることを紹介しました。

　「ルカミィ」はテレビ液晶につかう材料で内側が曇らないように加工し、立体的なフィルムで鼻と口を覆い、顎とフィルムの間に不織布を付けて、空気を通すそうです。洗って消毒すれば繰り返し使えるということです。村松氏は生産を請け負うところを国内外に探しているそうですが、一般のウイルス防護マスクとしても十分使えそうなので、是非、日本で大量生産を再開すべきと考えます。日本政府もマスクを配るなら、こうしたマスクをこそ配るべきでしょう。

　また、アメリカでは、黒人男性がマスクなど顔を覆うものを付けると威嚇的に見えるとされ、犯罪者扱いされたり、店から警官に追い出されたりするので、黒人男性はマスクをしたくてもためらうという報道が4月10日付けのＡＢＣ放送で成されました。そのことが黒人などマイノリティーの死亡率が高い

理由の一つだそうです。日本では考えがたい話ですが、人種
差別が激しいアメリカの現実のようです。これも、村松氏開発
の透明なマスクを身に付ければ解決できるでしょう。何よりも、
命が最優先だという意識で解決すべきです。

第六節　マスクが新型コロナウイルス防御に 有効であるというエビデンス（証拠）

　感染症の話では、常にエビデンスが問題とされます。科学的には確かにその通りですが、現実に起きている感染状態を検討すれば、実験等を経なくても、確認できることはいくらでもあります。今回、中国武漢での春節のお祝い（万花宴）での集団感染、韓国の教会での集団感染、イランのモスクでの金曜礼拝における集団感染、アメリカの教会における集団感染。これらに共通しているのは、いわゆる「三密」状態になったことですが、それだけでなく、どの場合も、参加者はマスクをしていなかったことが共通しています。

　上述したように、今回のウイルスは、無症状感染者からのエアロゾル感染が主な感染経路です。参加者の普通のおしゃべりやお祈りのことば、さらには、誰もが常時行う呼吸に含まれるウイルスがエアロゾルの形で排出されたのを、参加者が吸ってしまって感染したのです。エアロゾルは、マイクロ微粒子の状態にまで成って、大きな空間でも密閉された空間に、そのウイルスが漂って充満し、仮に感染者が１人でも、その空間に居た、ほとんど全ての人がそのウイルスを吸ってしまい、集団感染が起きたのです。

　一方、３月に埼玉県で行われたK1では、異種格闘技の試合を見るために、6,000名もの多数が押し寄せました。ただ、開催者が参加者全員にマスクを配布し、マスクを装着しなければ

参加できないように配慮しました。さらに、いざというときの
ために、連絡先を全員に提出させました。県知事の中止要請に
従わなかったことに対し、マスコミやネットでは批判が集中し
ました。しかしながら、感染の潜伏期の２週間をとうの昔に過
ぎましたが、K1 が原因とされる集団感染は耳にしません。恐
らく、マスクの効果で、感染を防げたのだと推測します。

　ノーベル賞学者の山中伸弥教授の立ち上げたウイルスに関
する個人的見解[注10] の中では、マスクの着用で集団感染が防げる
ことに対しては、エビデンスが乏しいとして、慎重な立場を表
明されています。山中教授の学問に対する厳密な態度は尊重し
ますが、以上のような事実は、やはりマスクには、ウイルス感
染の予防効果があることを示していると判断します。

注10　山中教授の見解は、https://www.covid19-yamanaka.com　で閲覧
　　できます。

第七節　結局、新型コロナ対策として、
　　　マスクはどのように利用すべきか

　以上、マスクについて、新型コロナウイルスの感染予防の観点から、様々な面について説明してきました。具体的に、どのマスクをどのように使うべきか纏めて見たいと思います。

1　一般の健康な人が新型コロナウイルスの予防としてマスクを装着する場合、家庭用マスクのうち、不織布マスクは、感染の恐れを約7割減少させますので、是非装着すべきです。

2　同様に、ガーゼマスク、たとえば、アベノマスクを使う場合は、感染を防御する能力が不織布より劣るので、もし感染防止のために使いたいなら、フィルターを間に挟むべきです。アベノマスクの形を作り替えた時も同様です。フィルターは、不織布をマスクの大きさに切って使えますし、種々のフィルターがネット等で販売されています。また、キッチンペーパーを切り取る方法もあります。ただ肌触り等の問題もあるので、ガーゼや布の間に挟むか、ずれないようにホチキス等で止める必要があります。

3　ガーゼマスクは、通気性が良く、保湿性も高いので、感染防御のためでなく、家の中で用いるか、就寝時に用いて、喉を守るために使うのも、一つの方法です。

4　布マスクも、ガーゼマスクと基本的には同様なので、感染防御のために使うには、フィルターを挟んで使う方が

良いでしょう。

5　ガーゼマスクや布マスクは洗濯して繰り返し使えるという利点もあります。最近の不織布マスクは性能が向上し、何度かの洗濯に耐えるものも多くなっています。ただ毛羽だってくると性能が落ち当たり、息苦しくなったりするので、交換した方が良いでしょう。

6　N95マスクは、新型コロナ感染防止に有効ですが、息苦しくなるので、長時間の使用には耐えません。基本的に医療従事者のためのマスクなので、一般の人が付ける必要は通常はありません。ただ、感染陽性者を自宅で看病しなくてはならないような状況に追い込まれた時には、N95マスクを付けて世話をすべきだとWHOなどが言っています。また、看護師や介護の人も、濃厚接触する場合は、必ずN95マスクを付けるべきです。

7　サージカルマスクは、手術の時に医師の唾などが患者に掛からないようにするためのマスクで、感染予防に関する能力は家庭用の不織布製マスクとほぼ同様とされます。ただ、医療用に高性能のフィルターを付けたものもあるようです。いずれにしても、このマスクも、一般の方が付ける必要はありません。

8　なお、本書で推奨するマスク着用は感染予防のためなので、公共交通機関に乗る時や、買い物等で人が混雑する場所に出かけるときは、必ず付けるべきです。

9　スポーツで利用する時は、注意が必要です。N95マスクは絶対使ってはいけません。呼吸困難になる恐れがあ

ります。実際、中国でジョギング中の死亡例が報告され
ています。ジョギングの時は、通気性の良いガーゼマス
クや布マスクの方が良いでしょう。戸外では、そもそも
感染の可能性が極めて低くなるからです。基本的に、激
しいスポーツでは、マスクは使わない方がかえって良い
かも知れません。呼吸との兼ね合いが重要です。軽いス
ポーツなら、ガーゼ・布・不織布が良いでしょう。ただ、
ずっと付けっぱなしにせず、時々、辺りに人が居ないと
ころに行き、深呼吸すべきです。

10　室内では、基本的に家以外は、マスクを着用すべきです。
それも、不織布マスクが一番推奨されます。N95マスク
などは、一般の人は付けるべきでありません。

11　夏期に暑いときは、保冷剤やキシリトール等の入った
冷感マスクをするか、人の全くいない場所では外すこと
で、暑さを防ぐ必要があります。熱中症にも気をつける
べきです。

12　2歳以下の乳児がマスクを付けると呼吸困難になる恐
れがあるので、付けるべきではないと日本小児科医会が言
っています。従うべきでしょう（日本小児科医会ＨＰ「2
歳未満の子どもにマスクは不要、むしろ危険！」5月25
日、https://www.jpa-web.org/dcms_media/other/2saimi
mann_20200525.pdf）

13　とにかく適切にマスクを付けて、感染を予防してくだ
さい。

第三章　感染を調べる方法

第一節　PCR 検査について

　新型コロナウイルスへの感染を検査する方法は、次の方法が知られています。

　日本での検査は、下記の１から11のように行われていました。５月に入り、１の部分は、やっと次のように変更されました。「37.5 度以上の発熱などを削除し、息苦しさや強いだるさ、高熱などの強い症状がある場合はすぐに相談する。高齢者や糖尿病など基礎疾患がある重症化しやすい人は、軽い風邪症状でもすぐに相談する。

　息苦しさ（呼吸困難）や強いだるさ（倦怠感）、高熱など強い症状のいずれかがある場合や、重症化しやすい人で発熱やせきなど比較的軽い風邪症状がある場合は、いずれもすぐに帰国者・接触者相談センターに相談する。これらに当てはまらない人でも比較的軽い風邪症状が続く場合にはすぐに相談する。特に症状が４日以上続く場合は必ずする。個人差があるため症状が強いと思う場合はすぐに相談する。以上の目安に該当しなくても可能」。

1　相談が出来る人
　ア　風邪の症状や 37.5 度 C 以上の体温が４日以上続いた
　　　人（高齢者の場合は、２日以上続いた人。糖尿病など特定の持
　　　病の有る人も２日以上）。
　イ　強いだるさや息苦しさで苦しんでいる人はすぐに。

2　相談場所

　ア　各地の保健所の中に設置された「帰国者・接触者相
　　　談センター」へ直接、電話で相談。

　イ　掛かり付けの医師などの判断を経て、「帰国者・接触
　　　者相談センター」へ電話で相談。

　ウ　厚労省の電話相談窓口（0120-565653）に相談した後、
　　　「帰国者・接触者相談センター」へ電話で相談。

3　「帰国者・接触者相談センター」との電話相談で認められ
　た場合、帰国者・接触者外来（場所は原則非公開。各自治体
　の指定した機関）で、検査を受ける。具体的には、痰を取
　られたり、綿棒で鼻の奥をぬぐわれたりして、検体を提
　供する。

4　取られた検体は、密封容器に入れられ、保冷剤入りの箱
　に低温保存され、保健所職員が、全国83カ所の地方衛生
　研究所などへ運ぶ。

5　検体は、研究所の職員が、外部に空気が漏れない構造の
　陰圧室（BSL3実験室）で、使い捨て防護服を着て行う。

6　検査中の感染防止のため、検体に含まれるウイルスを、
　試薬に付けて感染力を無くす。

7　クリーンベンチという装置内で、ウイルスから遺伝子を
　取り出す。

8　取りだした遺伝子は量が少な過ぎるので、新型コロナウ
　イルスの遺伝子に付着して光を発する蛍光色素（プローブ）
　を、取りだした遺伝子に加えて混ぜた液体を作る。

9　その液体をリアルタイムPCRの検査装置に入れる。サ

ーマルサーキュラーという装置を使い、温めたり冷やし
たりして遺伝子のコピーを作る。

10　遺伝子のコピーが増え、放出される光が増えると、パ
ソコンのモニターに光の量が出る。陽性・陰性の目安の
ラインを超えれば陽性、超えなければ陰性と判断できる。

11　検査所が検体を受け取ってから結果が出るまで、4～6
時間掛かる。

以上が、現在も日本で行われている PCR 検査のあらましで
す。保健所や検査所の担当者が夢中で任務を果たしているのは
良く理解できます。しかし、現実には、諸外国に比べて検査が
あまりに少なすぎることが問題点としてマスコミでも取り上げ
られています[注1]。

WHO は、すべての国に対して、検査の早期実施、早期隔離、
早期治療の重要性を繰り返し勧めています。検査を多くすれば、
感染の実態が分かり、感染拡大を防げるからです。

しかし、日本では、日本は特別で、これには該当しないと
感染症の専門家が公然と発言し、神がかった対応をしました。
その結果、客観的に観て、検査数が圧倒的に少ないことが指摘
されています。

例えば、次のような意見があります。

上昌広氏（医療ガバナンス研究所理事長）

敢えて進歩的な韓国のまねをしないで、いろいろと理由を
付けて検査をしないようにしている。他の先進国と比べて違い

注1　朝日新聞「新型コロナ　検査の現場は」(2月26日)、同「続く発
　　熱　検査受けたいのに」(3月27日)

図1　PCR検査の人口1000人当たりの実施人数世界比較

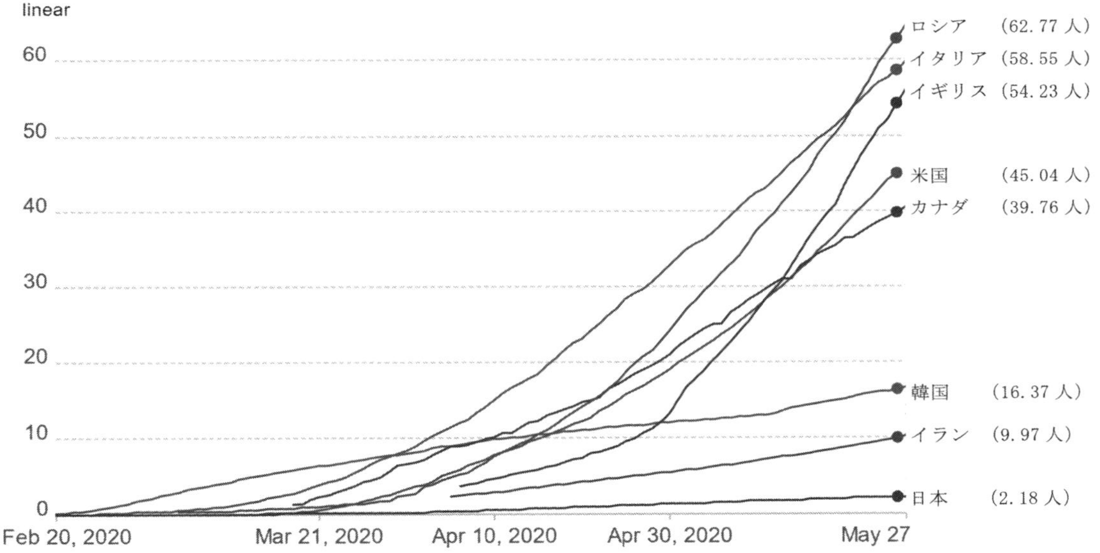

linear

ロシア　(62.77 人)
イタリア　(58.55 人)
イギリス　(54.23 人)

米国　(45.04 人)
カナダ　(39.76 人)

韓国　(16.37 人)
イラン　(9.97 人)

日本　(2.18 人)

60
50
40
30
20
10
0

Feb 20, 2020　Mar 21, 2020　Apr 10, 2020　Apr 30, 2020　May 27

ドイツ・フランス・中国は日ごとの検査数が不明のため、除外。日本の検査数が他国に比べて増えていないことが分かる。

出典：Total COVID-19 tests per 1,000 people、Our World in Data より。

すぎる。全国で 8000 のキャパがあっても実施は 1000 台に過ぎない。

　日本医師会　新たな検査態勢の実施を（3 月 25 日、医師会）

　岡田晴恵氏、倉持仁氏も、テレビに出演する度に、検査の必要性を力説しています。

　実際、世界の PCR 検査の実施状況は表 1[注2] の通りです。

　これは 5 月 27 日段階における人口 1000 人当たりの PCR 検査実施者数を比べたグラフで、ロシア、イタリア・イギリス・アメリカ・韓国・イランなどと比べ、日本は異常に検査数が少ないことが分かります。

　一方、PCR 検査に慎重な意見もあります。朝日新聞 3 月 25 日「新型コロナ？　受診急ぐ前に」では、聖路加国際病院 Q I センター感染管理室マネージャーで看護師の坂本史絵氏の次のような意見を載せています。

　——PCR 検査を望む人が増えています。

　　感染のあるなしを正確に判定できると誤解があるようです。PCR 検査は感染しているのに陰性となる「偽陰性」や感染していないのに陽性とされる「偽陽性」が出ることが避けられません。100 人の感染者のうち最大で約 70 人しか検査では陽性にならないとみられています。本当は感染しているのに、検査結果が陰性だったら感染を広

注2　Total COVID-19 tests per 1,000 people、Our World in Data
　　https://ourworldindata.org/grapher/full-list-cumulative-total-tests-per-thousand に拠ります。

げる可能性があります。本当は感染していないのに陽性になれば、隔離のため入院することになり、病床不足につながりかねません。

――幅広い人に検査が受けられるようにした方がよいという意見もあります。

　どれくらいの人が感染しているかを調べることに意義がないとは思いません。現在も集団感染がおきた場合では症状によらず接触者を検査しています。ただ、全国的な調査をやる時期ではないと思います。今検査を行う最大の目的は、重症者を治療につなげ、死なせないことです。そこに医療資源を費やすべきです。軽傷者を洗い出す検査を増やすことで、重傷者への対応が遅れてはなりません。

――早期発見、早期治療とよく言われています。

　新型コロナウイルスの場合、風邪のような症状が１週間ぐらい続き、そのまま治ってしまう人が約８割、約２割が重症化すると言われています。ただ、早く見つけても重症化を防げるわけではなく、早く病院へ行くメリットはないのです。病院へ行って院内感染を起こすリスクの方が大きいです。病院には重症化しやすい高齢者や、循環器系や呼吸器系の慢性疾患の人が集まっています。こうした点から、不確実性が高いPCR検査を受けるために病院へ行く意味は非常に薄いと言わざるを得ません。

――海外ではより多くの検査をしているようです。

　通常、接触歴が追えて封じ込めが望める状況では無症状者を含めて多くの検査をしますが、国内に接触歴がわ

からない患者が増えてくると、重症者を中心に検査する方向にシフトしていきます。PCR検査はインフルエンザの迅速検査とは違い、検体を検査機関に運び特殊な技術を使って遺伝子を抽出して、特別な機器で増幅させます。専門的な訓練が必要で、病院の検査技師なら誰でも出来るわけではありません。つらくなければ自宅で療養して下さい。高熱が続く場合や息苦しさが出れば、帰国者・接触者相談センターに電話をした上で医療機関を受診してください。「非感染の証明書」をもらいに病院へ行くのはデメリットしかありません。

　氏の主張は、PCR検査は不確実性が高く、単に陰性を確かめたいがための検査で病院へ行けば院内感染を起こす恐れがあるから、行くべきではない。また、仮に陽性と分かっても治療法はなく、隔離のための入院で病床不足を起こすだけだから、軽症なら自宅で療養して欲しい。そもそもPCR検査自体、高度の専門性が必要で検査技師なら誰でも出来る訳ではないから、重症者の命を救うために使われるべきだ、という趣旨だと思われます。
　実際に現在の日本で検査を行っている立場の人の発言として敬聴に値します。この発言は、日本の医療制度の不備を改めて白日の下にさらけ出しているように思われます。本来なら、検査はもっと拡充したいが、現在の日本では無理だ。既に検査は手一杯で余裕はない。医療現場も悲鳴を上げている。不要不急の検査で、私たちを苦しめないで欲しいと。
　しかしながら、この朝日新聞の記事が書かれてからも20日

ほど経ち、東京を中心に感染確認者が急増し、ますます検査が対応できない事態となっています。検査結果が分かるまで2日以上待たされる事態となり、患者の急変に対応できないため、港区では、保健所を経ずに民間の検査機関に依頼するように方針を変えたそうです（4月14日NHK朝のニュース）。

　検査現場・医療現場は疲労困憊の状態にあるのだと推測されます。

　朝日新聞の社説（4月15日）でも、「広がる検査不満や不安を解消するために、検査態勢の整備・充実は喫緊の課題だ」と書きました。さらに、4月16日には、「新型コロナ　日本　PCR検査少ない」の記事で、政府の対応の遅れを批判的に扱う記事を書きました　特に問題なのは、「帰国者・接触者相談センター」が、3月13日に、厚労省が柔軟な判断や、医療機関の判断を尊重するように通知した後も、柔軟な対応が出来ていない点です。朝日新聞の4月16日の記事では、次のようです。

　4月はじめに高校生の長女（16歳）が2日続けて38度台の熱を出した時、……地元の保健所に電話すると、「4日間発熱が続かなければ対象でない」と言われた。……4日目には39.6度に。……保健所に電話をかけ続け、約2時間後につながったが、今度は「1ヶ月以内に海外に渡航」「身近に陽性の人がいる」などに該当しないため、「検査の対象外」と言われた。「4日間待ち続けてきた」と訴えたが「保健所の医師が検査不要と判断した」とにべもなかった。

この記事は、既に海外の渡航履歴などとは関係なく、市中感染で誰もが感染の危険がある中で、最初の方針にこだわって、融通のある対応が取れない保健所の様子が浮かび上がります。しかし、これを保健所の職員への批判へ持って行くのは間違いで、少ない人数で懸命に働いても、手一杯で、適切な対応ができないのでしょう。もともと行政改革で、全国の保健所を300カ所も減らしたことが間違いなのです。

　実際に、朝日新聞では、「厚生労働省によると2月1日～3月31日、東京都内の相談センターには4万1105件の相談が寄せられたが、実際に検査されたのは964件（2.3％）のみだった」という驚くべき内容が報じられています。仮に陽性率が25％としても、1万人の感染者が見逃されたということです。2カ月間に1万人の感染者が自由に動き回って感染を広めていれば、感染拡大しない方が不思議です。

　また、「日本医師会の調査では、地域の医療機関の医師が検査が必要と判断しても、保健所に断られるといったケースが、少なくとも2月26日～3月16日の間に290件確認されている」と報じています。現在の検査態勢そのものに問題があることは明白です。同じ記事では、次のような指摘もあります。

　4月3日には在日米国大使館が「広範な検査をしないという日本政府の決定は、感染率を正確に評価することを難しくしている」と指摘した。つまり、外国からも、日本の方式は批判されているのです。

　安倍首相は、3月14日にPCR検査態勢を一日8000件に増強、4月6日には、1日2万件に倍増する方針を表明しました

が、今でも「帰国者・接触者相談センター」を通すという方針を変えていないので、制度的限界から、現在でも検査実施数は、1日6500件に留まっているのです。同じ記事に、次のような懸念も触れられています。

　公衆衛生の専門家で、世界保健機構（WHO）の事務局長上級顧問を務める渋谷健司氏は、取材に対して「感染拡大を止めるには『検査と隔離』を徹底するしかない。日本では検査態勢の充実急務だ」と話し、クラスター追跡重視の方針を変えるよう訴えた。これまでの日本の対応について渋谷氏は「クラスター（感染者集団）の連鎖を断ち切ることに注力してきた」と指摘。「検査を絞ったために、見つかっていない軽症例や症状のない感染者が市中での感染を拡大させている可能性がある。それが院内感染につながっているおそれもあり、救急外来が機能しないなど、医療崩壊が起き始めている」と危機感を示した。日本では7日に緊急事態宣言が出たが、「遅きに失した感は否めない」と指摘する。「3密（密閉、密集、密接）」や「若者」「夜の街」などのクラスターばかりが注目され、「家にいて接触を減らす」という、最も大事なメッセージが浸透していないとも懸念する。

　検査対象が絞られ、軽症者、無症状感染者が見のがされ、感染拡大を起こしているという懸念です。
　一方、諸外国では、日本より遙かに多くのPCR検査が行われていることは否定できません。問題は、なぜ外国ではできるのに日本ではできないかということです。

マスコミでは、BS の TBS テレビ「報道 19：30」は、なぜ日本で PCR 検査が出来ないのかを、2 月の初めから継続的に取り上げて、様々な立場の人からの発言を求めてきました。

　招かれた政府側の答弁は、PCR 検査の信頼度が 7 割と低く、積極的に実施する意味が乏しいというものがほとんどでした。しかし、検査の精度が低いからと言ってしなければ感染が広がるだけですし、もし、それほど精度が低くて困るなら、もっと精度が高い方法に変えれば良いわけです。

　そして、現在、日本には、もっと精度の高い検査法が存在するのです。それは、国立感染症研究所が陽性一致率 90％、陰性一致率 100％の高い精度を確認したと 3 月 26 日に発表した検査方法です。それは、長崎大学がキャノンメディカルシステムズ（栃木県太田市）と共同開発した装置です。長崎大学は、ウイルスの遺伝子を短時間で増やすプライマー（短い DNA 鎖）の開発に成功し、栄研化学（東京都台東区）が開発した遺伝子増幅技術「LAMP 法（Loop-Mediated Isothermal Amplification）」を利用し、遺伝子を一定の温度で効率的に増幅し、検査時間を短縮し、前処理から検出を経て感染の有無の判定まで 40 分以内という画期的な検査法です。それも一度に 6 人分できるそうです。さらに重さが 20 キロ以上ある PCR 検査機器と比べ 10 分の 1 以下の 1.9 キロで、持ち運びできる利点があります。この検査システムは衛生研究所等において行政検査として実施することが可能となり、保険適用されたそうです。詳しくは、長崎大学のホームページ（www.nagasaki-u.ac.jp/ja/about/info/news/news3084.html）に紹介されています。

　他にも、産業技術総合研究所の開発した、PCR 検査におけ
る遺伝物質の増幅を早める技術を利用したもので、最大 4 人分
を同時に検査でき、時間も全部で 30 分で出来るという方法も
ありますが、PCR 検査である以上、精度の問題は解決されな
い恐れがあります。

　さらに、神奈川県が開発した 25 分から 60 分で出来る検査法
などもあります。神奈川県の報告は以下の通りです（3 月 23 日）。

　神奈川県衛生研究所と理化学研究所は、ダイヤモンド・プ
リンセス号の乗船者の独立した 3 検体から分離した 3 株を用い
て、新型コロナウイルスを迅速かつ高感度に検出する研究用試
薬を開発し、実際の検体で性能を確認しました。SmartAmp
法を利用した新型コロナウイルスの新たな検出試薬は、リアル
タイム PCR 装置、等温増幅装置等を活用して、新型コロナウ
イルスの検出を行うことが可能な研究用試薬です。新型コロナ
ウイルス感染症の検査法として現在使用されているリアルタイ
ム PCR 検査の方法との比較において、温度の上げ下げの必要
がなく、一定温度による、より単純な工程で、より迅速、かつ、
高感度で新型コロナウイルスの検出ができるとの実証結果が得
られました。

　また、海外でも、中国やアメリカでも検査機器を開発して
おり、アメリカの検査は 10 分でできるそうです。いずれにし
ても、現在の 6 時間掛かり精度も悪い PCR 法よりも、精度が
高く、時間も掛からない方法がいろいろと提案されているので
すから、新しい方法も取り入れて、検査を拡充し、軽症者・無
症状感染者を隔離し、重症者を入院させ治療に専念すべきです。

勿論、軽症者から重症者への移行も極めて早いのが特徴なので、隔離した軽症者・無症状感染者は、医師と看護師が遠隔で見守り、毎日定期的に防護服を着けて巡回し、急変に備えるべきです。

　また、PCR検査を受けたいが為に、無闇に医療機関を訪れるのは院内感染の危険性があるから止めてもらいたいというのは、その通りだと思います。その一方、感染していても無症状で検査を受けない人が、あちこち移動して感染を広げる恐れも十分あります。ですから、院内感染を起こさない形で、検査を幅広く行うことが求められるのです。そのためにはどうすれば良いかと言えば、検査・診察・治療・入院を行う専門病院を建設することが最良の方法です。新型コロナウイルスの専門病院があれば、検査を希望する人は、すべてそこで検査を受ける事ができ、一般の医療機関を利用する必要がなくなります。

　中国は、専門病院の必要性にいち早く気づき、僅か10日間の突貫工事で、2000床もある新型コロナの専門病院を2棟も武漢に創り、その後も各地に同様の施設を創りました。専門病院があれば、そこで検査・診察・治療が完結するので、一般病院での院内感染という心配はなくなります。

　韓国でも、軽症者を収容する施設を全国に72カ所も創り、院内感染や病床の不足を防ぎました。

　ところが、日本では、中国が創ってから2カ月以上経つのに、未だに一つの専門病院建設の話を聞きません。新型コロナ専門の病院が存在しないため、心配な人が病院を転々とし、待合室や診察室などから院内感染が広がっている可能性があります。総合病院や個人の医院などでコロナの診断を行うのは、他

の診療科の患者や入院患者にまで感染を広げる恐れがあり、危険です。坂本氏が院内感染を心配するのは、まさにそうした日本の医療体制の不備に由来するもので、その意味では良く理解できます。ただ、何時までも専門病院を創らなければ、感染は終息しません。

自衛隊には医官が1000人（歯科医も含む）もいて、防護服も沢山在り、中央病院や防衛医大の附属病院もあります。今は、まさに「有事」なのですから、自衛隊を活用しない手はないと思います。自衛隊の管理下にある2つの病院は、新型コロナウイルスの専門病院として、検査・診察・治療・入院を担当すべきでないでしょうか。

提言の項目で具体的に言いたいのですが、廃校等を臨時の専門病院に改造し、検査・診療・入院をそこで行えば、一般病院での院内感染を防げます。そうすれば、検査ももっと広範に実施できる条件が整います。そのときも、自衛隊は、医療関係者に防護服を貸与すべきです。

韓国はドライブスルー方式やウオークスルー方式の検査を生み出し、前者では車に乗ったまま僅か10分で検査ができるそうです。戸外で行うので、他への感染を防げ、日本のように、検査者がその度に防護服を着替えたり、換気をしたりする必要もなく、院内感染が起こる心配も無く、安全です。ドイツ・イスラエルなどが直ぐに採用し、今では、アメリカや世界の多くの国で採用されています。日本では、新潟県などごく一部で実施されていますが、政府がドライブスルー方式の検討を始めたのは、4月10日過ぎからで、韓国より2カ月遅れています。

なお、韓国は、日本支援として、PCR検査キットを無償提供か販売の形で行いたいと日本政府に打診しているそうです（4月26日、朝日新聞）が、日本人の命を救うためにも、受け入れるべきです。少なくとも、帰国者・接触者相談センターで一元的に取り扱うのを止めて、民間の検査機関でも保健所に問い合わせず実施できるようにして、希望者は何処でも直ぐに検査可能な態勢に変えるべきです。

死者が少ないわけ

　日本のコロナウイルスの死者が少なすぎるのではないかという論が、ネットでは盛んに出ています。私も、日本の数値は少なすぎると考えます。日本では、肺炎による死者は、年間約12万人です。冬期は他の季節より多い気もしますが、一応、月平均にすると、毎月1万人が肺炎で死んでいます。今回のコロナウイルスも、新型とつきますが、肺炎です。今回の新型肺炎での死者が出始めて約4カ月。日本でも、最低4万人が肺炎で亡くなっています。医者が死亡診断書を書くとき、同じ肺炎でも新型コロナによる肺炎も、当然あり得ます。しかし、その肺炎が新型かどうかは、PCR検査をしなくては分かりません。

　日本では、既に再三指摘されているように、検査数が諸外国に比べて異常に少なく、手軽に出来る訳では有りません、仮に医師がコロナウイルスを疑っても、手続きの煩雑さから、死亡届を出すに当たり、検査を依頼しなかったり、家族も、ことが面倒になるのを恐れて、不問に付す場合もあるようなので、

そうした結果、新型コロナウイルスによる新型肺炎の死者は、ただの肺炎という診断が付され、新型肺炎による死者が少なく計上されているのではないかという指摘もあります[注3]。

　なお、東京新聞によると、警察庁は5月23日、3月中旬から5月22日までに警察が取り扱った不審死のうち、東京など5都県で15人が新型コロナウイルスに感染していたと明らかにしたそうです。自宅で死亡した人や路上で倒れていた人などです[注4]。また、法医学病理学会は、死因を調べることが法医学病理学の大きな仕事であるのに、保健所に死者の肺を解剖することは危険だとされ、解剖できなかったり、PCR検査も拒否されたりして、新型コロナと確定できず、死因不明とせざるを得ない状況が生まれていることを危惧すると発表しました。つまり、PCR検査が出来ないために、感染確認者としても、死亡者としても数に入らない例が存在する訳で、それが日本での感染者数・死亡者数の少なさの一因になっていることは否定できないのではないかと考えます[注5]。

注3　なお、https://blogos.com/article/441371/ に肺炎での死亡者が、新型コロナに感染していたかどうか不明だという例が載っています。

注4　東京新聞電子版4月23日版。
　　　https://www.tokyo-np.co.jp/s/article/2020042301001252.html

注5　日本法医病理学会のホームページには「法医解剖、検案からの検体に対する新型コロナウイルス検査状況」に関して2020年4月中旬に実施したアンケート結果が発表されています。それによると、1月上旬から4月中旬までに検案（医師が死体の死亡の確認・死因・死亡時間・異状死の鑑別などを総合的に判断すること）及び解剖に当たり、26の医療機関からのPCR検査の依頼が、12の保健所に拠って拒否されたことが報告されています。拒否の理由は、たとえば、「独居者．自宅で死亡発見．関係者の証言から、数日前から微熱があったことから、保健所に相談したところ、濃厚接触者が明確でないことから検査対象ではないとのことであった」というような理由です。新型コロナの感染者である可能性があっても、検査されない例がかなり存在するということを意味しています。

フランスでも、高齢者施設での死者はコロナウイルスの死者として計上されてなく、病院での死者のみが計上されていたので、実際のコロナウイルスでの死者は公表された数字より多いと3月26日放送のF2（アンテンドゥー）の海外向け放送で放送していました。日本でも肺炎の死者について、PCR検査をしていないので、実際の死亡数はもっと多い可能性があります。中国でも、無症状感染者を感染者に入れていなかったことが判明し、4月1日からは加えるようになりました。トルコやロシアの感染者数もただしくないのではないかという報道があります。正しく感染者を把握し、隔離しないと、いつまでも感染はなくなりません。

　日本の感染者数・死亡者数が少ないのは、他国に比べて、検査人数が圧倒的に少なく、実際の感染者より、遙かに少ない人数しか確認されていないことが大きな原因と推測されます。死亡者も、肺炎で死亡した人のほとんどにPCR検査がされていないために、新型コロナウイルスで死亡した人も、単なる肺炎で死亡したとされている可能性が高いと思われます。なお、4月21日に千葉大学は、PCR検査を多数実施している国ほど、感染者が減り、収束に向かっているという見解を発表しました[注6]。

　検査を多数実施することが如何に重要かということです。

注6　「十分なPCR検査の実施国では新型コロナの死亡率が低い　死亡者数からは、西洋とアジアでは感染の広がりは100倍違う」ニュースリリース、千葉大学　4月23日
www.chiba-u.ac.jp/general/publicity/press/files/2020/20200421
covid19_PCR.pdf

また、陽性率が重要だという見解も示し、中国・台湾・オース
トラリアは陽性率が2％以下で、感染は終息しつつあると言え
るとし、収束に向かうためには、感染率は7％以下でなければ
ならないとしました。しかし、4月26日現在、全国平均の陽
性率は10.3％で、東京は38.1％もあります。これはPCR検査
実施が極めて不十分であることの反映でもありますが、緊急事
態宣言解除の目処とはほど遠い状況と言えます。

第二節　抗体検査について

　今回の新型コロナウイルスは、無症状感染者が多いことが特徴で、自分でも気がつかないうちに感染し、感染を拡大している可能性が高いことは再三述べたとおりです。そこで、PCR検査よりもっと簡便な方法で感染の有無を調べ、抗体があれば再度の感染のリスクは小さいとして、外出禁止の対象外として、生産に復帰させようとする動きがあります。抗体検査は、手の指から血液を採取し、試薬で調べるだけで判定できるので、スピーディーです。経済重視のトランプ大統領が率いるアメリカも、導入に積極的です。感染証明書を出して、経済活動に復帰させたいという願望が濃厚です。

　なお、カリフォルニア州が無作為に選んだ数百人に実施した結果、人口の2％から5.2％の人が抗体を持っていることが判明し、計算すると、感染者は、現在の感染確認数の20倍から50倍存在すると推定されたそうです（4月21日現在）。

　アメリカは4月22日現在で、400万件もPCR検査をしていますが、それでも感染者を十分把握できていない訳で、ましてアメリカの20分の1しかPCR検査をしていない日本は、感染状況をほとんど全く把握できていないことになります。ただ、検査自体の信頼性は、PCR検査よりも劣るようで、また、一度陽性から陰性になった人が再度陽性に成る例も、少なからず報告されており、抗体があれば安全だと言い切れない面もあり

ます。フランスなどは、導入に慎重で、WHO も、今は、PCR
検査と、感染者の隔離、治療に専念すべきだと主張しています。

　なお、5月5日の BS の TBS ニュースでは、神戸市立医療
センター中央市民病院が、コロナ以外で受診した患者1000人
に抗体検査をした結果、約3%に抗体があったと発表しました。
神戸市の人口で推計すると、市民4万人が感染している推計に
なるそうです。これは、PCR 検査陽性の 69 名の 600 倍で、院
長の木原康樹氏は、PCR 検査で漏れている不顕性（無症状）感
染者が多数存在していることを意味するとしています。

　一方、大阪市立大学付属病院は、コロナ以外で診察した患
者312人に抗体検査した結果は3人（1%）で、感染している
のは、市民の1〜2%程度だろうとしています。大阪市民は
280万ですから、2万6000から5万2000人ほどは感染してい
ることになり、PCR 検査の1600人よりは、16倍から32倍の
感染者が推計されます。

　産経新聞によれば、加藤厚労相は5月15日午前の記者会見
で、抗体検査について、6月から複数の自治体の住民1万人規
模を対象に実施すると発表しました。また、複数の検査キット
について信頼できる精度で抗体を検出できるかどうか調べたと
ころ、陽性率は東京都の500検体で最大3件（0.6%）、東北6
県の500検体では最大2件（0.4%）だったことも明らかにしま
した。ただ、2019年1〜3月の検体からも500検体中、最大
2件（0.4%）に陽性反応が出ましたが、この時期は新型コロナ
ウイルスが発生していないため、感染していないのに陽性反応

が出る「偽陽性」だったとみられるそうです^{注7}。

　このニュースは、中国のメディアも注目していましたが、もし、これが「偽陽性」でなく「陽性」であれば、新型コロナが1年前から存在していた可能性も出てきて、ますます発生源も判然としなくなります。

　また、東北はともかく、東京も陽性率が0.6％とすると、神戸や大阪の陽性率よりも低く、信頼性に疑いも、もたれます。特に神戸の3％との差が大きすぎます。検体が神戸に比べて少ないことは、検体が最低1000を越えないと、意味ある数字が出てこない恐れもあるのではないかとも考えます。ちなみに、米国のニューヨーク州での抗体検査は5月3日現在、1万5000件の検査で、陽性率は12.3％です。東京の陽性率は少なすぎる印象です。

注7　産経新聞電子版年2020年5月15日10時17分

第四章　新型肺炎の治療薬・ワクチンについて

第一節　新型肺炎の治療薬

　新型コロナウイルスの治療薬やワクチンはまだ開発中で完成していません。そこで、注目されるのは、本来別の病気の治療のために開発された薬が、新型肺炎の治療にも使えないかということです。現在、次のものが知られています。

1　オルベスコ（シクレソニド、気管支ぜんそく用吸入薬）

　神奈川県立足柄上病院（同県松田町）などのチームは、新型コロナウイルスによる肺炎の患者３人に対して、最初エイズ用の治療薬を投与しても効果が無かったので、薬を変えて、ぜんそく治療用の吸入用ステロイド薬「シクレソニド」（製品名オルベスコ）を使い、３人とも症状が改善し、２人は人工呼吸器が外れたとの報告書を３月２日公表しました。日本感染症学会が同学会のウェブサイト上で研究結果を掲載しています（www.kansensho.or.jp/uploads/files/topics/2019ncov/covid19_casereport_200302_02.pdf）。

　同病院は２月、クルーズ船「ダイヤモンド・プリンセス」に乗船していた新型コロナウイルスの確定患者を受け入れました。患者３人（67〜78歳）に対してこの薬を投与したところ、発熱や倦怠感といった症状が改善され、一人は肺炎が消えて退院したそうです。安価で既に販売されている吸入薬なので、取り扱いが容易で、今後、期待できます。ただ、副作用は少ない

のですが、免疫が一時的に弱まることがあり、市立札幌病院では、オルベスコの効果は見られなかったということです。

2　アビガン（新型インフルエンザ用治療薬、飲み薬）

　二つ目は、富士フィルム富山化学が開発した新型インフルエンザ治療薬アビガン（飲み薬）で、中国では臨床試験で効果が認められ、治療薬として認められました。日本では、藤田医科大などが臨床研究を進めていますが、一刻も早い治療が急がれるのですから、中国での臨床試験を日本でも認めて、すぐに治療薬として使用できるようにすべきです。なお、妊娠中は胎児に奇形を発生させる副作用も指摘されており、妊婦には使えません。男性の精子にも良くないようです。厚労省は、PCR検査を済ませた患者にしかアビガンの使用を認めていません。それも適用外薬品としてです。

　アビガンは感染の初期にこそ威力を発揮するので、軽症者にこそ使用すべきです。日本では、PCR検査は、軽症者にはなされず、中症にならないと実施されません。PCR検査の実施率が極めて低い日本でそんなことをすれば、助かる命も助からなくなります。感染症学者の岡田春江氏等は、アビガンを新型コロナの治療薬として、速く承認して、軽症者・中症者に投与できるようにしないと重症化して死亡者が増えるばかりだと警告しています。厚労省がアビガン承認に向けて重い腰をやっと上げたのは、5月の連休明けからです。

　安倍首相は、5月中にアビガンも承認したいとは言いまし

たが、26日、加藤厚労相はアビガン承認を6月以降に先送りすると発表しました。

　他にも、アメリカでは効果が認められているエボラの治療薬レムデシビル（点滴）やカレトラ（飲み薬）、膵炎の薬フサン（点滴）、肝炎用のインターフェロン（注射）、C型肝炎用のリバビリン（錠剤）などが候補に上がっていますが、カレトラは中国では効果は示されず、他の薬もまだ十分な効果は確認されてはいないようです。

　アメリカが製造したエボラ治療薬のうち、アメリカが売り込みを図っているレムデシビルについては、外国（アメリカ）で既に効果が認められたという理由で、4月28日に加藤厚労大臣は、特例承認制度を使い、5月の早い時点で承認すると述べました。

　一方、中国で同様な効果が認められたアビガンについては、中国という外国で既に承認されていて、日本の製薬会社が製造しているのに、同様な形で認めようとしません。二重基準です。安倍首相は野党からの質問に対して、患者がアビガンを使って欲しいと医師に頼めば使ってもらえると答弁しました。使ってもらえるといっても、承認を受けていなければ適用外治療ということで、保険診療の対象外で、高額な医療費が必要です。

　なお、レムデシビルについて、5月1日、米食品医薬局（FDA）が緊急使用を許可しました。許可の理由は、米国立衛生研究所（NIH）が1063人に行った臨床試験の結果、偽薬投与のグループより、レムデシベル投与のグループの方が重症状態からの回復が平均で4日早かったことです。ただ、死亡率には両者には統計的有意差は認められませんでした。

　なお、緊急使用とは、今回の新型コロナのような緊急事態に対しての一時的な使用許可であって、あくまで重症の入院患者に対して緊急時の使用を限定的に認める制度であって、日本の厚労省が行おうとしている正規の薬事承認ではありません。FDA は、レムデシベルの副作用には、肝臓の炎症や細胞損傷などの肝機能障害、低血圧、吐き気、発汗、悪寒等があることも発表しています。

　さらに、この薬は、中国などのグループが４月 29 日に医学誌ランセットで発表した湖北省での臨床試験の結果では、レムデシベルを使う 158 人と偽薬を使う 79 人の間で、症状改善までの日数、死亡率とも、統計的な有意差は認められませんでした。一方、レムデシベル使用者には貧血、血小板減少症などの副作用が見られ、28 人が急性呼吸不全などを起こして重篤化し、危険で投与を中止した例が 18 例あったということです。

　レムデシベルは新型コロナには効果が無いとする研究もあり、副作用の多さや、遺伝子変異の恐れも指摘されています。それなのに重症者の回復が平均４日早いという NIH の発表だけを理由として、本家の米国でも正式に薬事承認していない薬を、日本では、アメリカの製薬会社ギリアド・サイエンシズの申請からわずか３日で慌てて特例承認をして正規の治療薬として認めたのには疑問が残ります。

　さらに不思議なことは、アメリカの５月１日の NIH の公式発表よりも、４月 28 日の日本の加藤厚労省の発表の方が早い点です。米国製のレムデシベルを認めるなら、なぜ日本製のアビガンを正規に薬事承認しないのかいよいよ不思議です。

第二節　新型肺炎のワクチンについて

　森下竜一大阪大学教授と阪大発バイオベンチャーのアンジェス社が共同開発したDNAワクチンが注目されています。これはウイルスのDNAだけを取り出して抗体を作るもので、一般の生ワクチン、不活化ワクチンと比べ、安全性が高く、早く大量に作ることができるそうです。日本初のワクチンとして、国は力を入れるべきと考えます。

　安全性についても「格段の問題は想定できない」（森下教授）とされ、アンジェス社の海外パートナーが行ったDNAワクチン開発（治験）では、1400人以上の被験者に特段の問題は見られなかったそうです。少し長いですが、以下、東洋経済ONLINE 3月26日（木）「日本発『コロナワクチン』開発は成功するか」（大西富士男：東洋経済記者）の一部を引用します。

　大阪大学大学院医学系研究科の森下竜一教授と阪大発バイオベンチャーのアンジェス社は3月5日、新型コロナウイルスの予防用ワクチンなどで共同開発に乗り出すと発表した。森下教授はアンジェス社の創業者。不可分の仲の両者が手を携えて難問に挑む。ワクチンの製造は、必要となる製造技術・設備を持ち、受託生産で世界的に定評のあるタカラバイオが担う。

　予防用ワクチン開発のキーワードはデオキシリボ核酸（DNA）だ。DNAは遺伝子の本体であり、「体の設計図」と呼ばれる。この遺伝子情報に基づいて細胞や器官などが作られ、

生物や個体の特徴も決まる。

　通常のワクチンは、ウイルスを鶏卵などで培養して不活性化し、患者に接種するが、今回開発するワクチンは、ウイルスの表面に現れる、感染に関係する「スパイクたんぱく質遺伝子」を作り出すように設計された「プラスミドDNA」（環状DNA）を使う。ウイルス本体ではなく、ウイルスの遺伝子情報を患者に注入すると言えば、普通の人にもイメージがつかみやすいかもしれない。

　注射でDNAワクチンが体内に入ると、体内で抗体（免疫）ができる。そうすれば、新型コロナウイルスが入ってきても免疫が働いて感染を防ぐことができる。

　通常のワクチンは病原体（ウイルス）を使用するため、開発、製造、治療の各段階で一定の感染リスクは避けられないが、DNAワクチンではウイルスそのものではなく、遺伝子の設計図を使うため、感染の心配がない。さらに、大腸菌で大量培養できるため製造コストが安く、製造に要する期間も通常ワクチンに比べ短くて済む。通常のワクチンは製造・供給までに5〜7カ月かかるが、プラスミドDNAを使うと2カ月程度で済むと森下教授は説明する。

　阪大とアンジェス社は予防用のDNAワクチンだけでなく、このワクチンを馬に接種して作る抗血清製剤の開発も同時に進めるという。原理は予防用ワクチンと同じだが、違いは予防用でなく、罹患した患者の緊急治療用などを想定する点だ。

　よいことずくめの開発法に見えるが、この製造法で作られたワクチンはまだ世に出ていない。製造期間が短くても、まず

はマウスや猿などを使い、安全性を確認するための動物実験が必要で、その後行われる人間に対する有効性と安全性を確かめる臨床試験（治験）に入るまでには、最低でも「半年はかかる」（森下教授）。エボラ出血熱や鳥インフルエンザでワクチンの開発に着手した例はあるが、治験に入る前に感染が終息。治験に必要な患者が集まらず、治験を断念した経緯がある。

　今回も同じことが起きる可能性は否定できないが、それでも開発に挑む価値はある。運よく治験に持ち込み、承認を得られれば、コロナウイルスの変異ウイルスが突発的に広まった場合の、有効な予防策や治療薬を用意できる。しかも今回は「日本発」のウイルス薬だ。

　今回のDNAワクチンで利用するプラスミドDNAは、アンジェス社が長年培ってきた技術だが、世界初の承認を目指してDNAワクチン開発をやり切ることができるかという点で、一抹の不安はつきまとう。

　開発費は、動物実験だけでも数億円はかかり、森下教授らは「オールジャパンで開発を進めたい」と大手製薬会社や大学などにも共同開発への参加を呼びかけている。しかし、製薬大手に比べると資金力や経営体力で見劣りするアンジェス社などベンチャー企業にとって開発の負担は軽くなく、途中で開発中断を余儀なくされるリスクは小さくない。

　今後は日本医療研究開発機構（AMED）などを活用した研究資金の支援、治験の迅速化など、国による実効的なウイルス薬の開発支援が求められる。世界に先駆けて日本発のDNAワクチン開発が成功すれば、将来、新型感染症が発生したときの備

えにもなる。

　以上のDNAワクチン開発は、安全性が高いこと、開発まで
の期間が短くて済むこと、世界初の承認薬を目指すという点で、
高く評価が出来ます。今まで日本は、多くの分野で先進的なア
イデアを持ちながら、企業がリスクを恐れ、世界的に新しい分
野への進出を躊躇し、その間に外国企業が製品を開発してしま
い、後塵を拝することを繰り返してきました。現在、世界的に
その必要性が待望されているワクチンを日本が開発することの
意義は大きいのです。資金面等、乗り越えなくてはならない課
題は多いようですが、是非、オールジャパンで開発を進めて欲
しいと思います。

　なお、アメリカの製薬会社も同様な研究をしており、臨床
段階に入り、今年末には実用化できるという報道も、４月７日
のテレビ報道でありました。

　また、中国では、ワクチンの二段階目の臨床試験に入った
というニュースを４月15日の東方電子（上海）が伝えていま
した。今、世界ではワクチン開発で115件の開発プロジェク
トがあり、78件が進行中、5件が臨床研究の段階だそうです
（神里達博「甘くみた新型コロナ　最悪から逆算　不得手でも」（朝日
新聞４月17日）。日本も急ぐ必要があります。

第三節　免疫暴走（サイトカインストーム）抑制剤について

　サイトカイン（cytokine）とは、細胞から分泌されるタンパク質で、免疫細胞などに命令を伝え、活性化させます。TNF-αやIL-6等の生体内の様々な炎症症状を引き起こすサイトカインを炎症性サイトカインと呼び、一方でIL-10やTGF-βのような炎症症状を抑制する働きを有するサイトカインを抗炎症性サイトカインと呼びます。

　コロナウイルスの場合、肺でウイルスが増殖すると、これらのサイトカインが免疫細胞に指令を伝え活性化させ、ウイルスと戦います。免疫細胞とウイルスの戦いによって、発熱・だるさ・筋肉痛などが起こります。通常は、ウイルスを抑制できれば、炎症も治まって、サイトカインによる情報伝達は止まります。

　しかし、ウイルスを駆逐し損ねると、サイトカインは止めどもなく出され続けます。また、逆に、既にウイルスは駆逐されたのに、それを誤認識して、サイトカインが必要が無いのに出され続けることがあります。これが免疫暴走（サイトカインストーム）です。

　これが起きると、血管が大量の免疫細胞で詰まって交通渋滞のようになり、臓器に酸素や栄養分が届かなくなることがあります。また、感染した細胞に向けられたはずの毒性を持つ免疫関連分子が、血管から漏れ出て健康な組織を損傷してしまうこともあり、こうした分子の渦が呼吸困難を引き起こします。

サイトカインストームが止まらない限り、患者は組織を損傷し、臓器不全を起こし、究極的には死に向かうことになります。

　それを防ぐための薬が免疫暴走抑制剤で、アクテムラ（トシリズマブ）・ケブザラ（サリルマブ）・オルミエント（バリシチニブ）などが知られています。特にアクテムラは、IL-6 の働きを抑え、重症の初期に投与すると回復することが米国の臨床例で知られています。しかしながら、治療のタイミングが難しく、早く投与しすぎると、免疫細胞の働きが抑えられ、ウイルスの暴走を起こし、遅すぎると患者を救えないという、もどかしさがあるようです。他に免疫調整剤を使って抑える方法もあるそうです。

参考文献

1　COVID-19 cytokine storm: the interplay between inflammation and coagulation.
　　Ricardo J Jose, Ari Manuel, The Lancet　Respiratory medicine April 27 2020
2　腸内細菌学会による用語集 https://bifidus-fund.jp/keyword/kw048.shtml
3　朝日新聞「『免疫暴走』防ぐ薬は」（5 月 21 日）
4　National geographic 5 月 12 日号　「コロナ患者、本当にこわい「免疫システムの暴走」
5　「サイトカインと細胞内シグナル伝達カスケード」（『化学と生物』35 巻三号、1997 年）（新井賢一、渡辺すみ子東京大学医科学研究所）

第四節　その他の救命装置について

　世界中で人工呼吸器が不足し、悪戦苦闘しています。アメリカでは、自動車会社に人工呼吸器の製造を命じました。車と人工呼吸器は、製造過程で多くの共通点を持つからだそうです。アメリカでは、トランプ氏のブレーンに優秀な人が揃っていて、的確な指示が可能です。

　ECMOについても、日本は増産を指示しています。この装置は、人工呼吸器でも間に合わない人を救う最後の砦として、確かに優れた装置です。しかし、問題があります。この装置を動かすには、1人の患者に対して、医師3人、看護師5人、技術者2人の合計10名が24時間態勢で従事しなくてはならないのです。

　平時であれば、それも可能でしょうが、今は緊急時です。現在、このECMOに対応できる人員は、日本全土に500人しかいないと言われています。

　つまり、ECMOを同時に動かせるのは、いくら頑張っても50台だけなのです。それを量産しても、対応できるスタッフがいなければ宝の持ち腐れです。

　まして今は、医師も看護師も絶対数が不足し、院内感染で自宅待機の医療関係者も多いので、ECMOに回せる余裕など何処にもないのです。

　新規にECMO用のスタッフを養成しようとしても、経験や技術が必要で簡単にできるものではありません。ECMOが多

ければ良いに決まっていますが、スタッフを養成せず機器だけを増産するのは無意味です。政府の政策は総合的な観点が欠落しており、資源が有効に利用されていないように思われます。

第五章　なぜ新型コロナウイルスは悲劇を世界にもたらしたのか

新型コロナウイルスによる感染拡大は留まるところを知ら
ず拡大を続け、死者も世界中で増えています。なぜ、これだけ
科学が発達した現代において、人類が、目には直接見えない小
さなウイルスに翻弄されているのでしょうか。
　それは、人類がこのウイルスに対して、その狡猾さを見誤
って正しい対処法を採れなかったことが一因だと考えます。

第一節　ウイルスの立場からの考察

　ウイルスは生物か非生物か議論がありますが、増殖する点から言えば、生物の性質を有していると判断できます。つまり、自分と同じ仲間を増やしていくという生物が持つ基本的なあり方を有しているので、自分の仲間を如何に増やすかにいつも思いを巡らしているはずです。もちろん精神があるわけではないので、自分の仲間が増殖しやすい環境に適応していくことで、それが果たされます。つまり自然淘汰で、新たな環境に適した遺伝子に変異したものが生き残って、仲間を増やしていくわけです。今回、新型コロナウイルスは、今までのウイルスと異なり、無症状感染者が非常に多いことが指摘されています。その上、無症状感染者の感染力は非常に高いのです。つまり、ウイルスの立場からすれば、それも生き残るための進化なのです。

　もし、感染してすぐに症状が出てしまうと、人間は対策を講じて、様々な治療を施します。そうすれば、ウイルスにとっては、自分の仲間の増殖が妨げられ、仲間をこの世の中に広げるという目的が妨害されてしまいます。そこで、ウイルスは、感染しても無症状であるならば、人間が注意を怠って、対策が後手に回るので、仲間を増やす目的が達成できると考えたのでしょう。もちろん、実際にはウイルスの多くの変異の中で、感染しても症状がすぐには出ないタイプに変異したウイルスが、人間の対策を逃れることができ、増殖できたわけです。

　今回、なぜ新型ウイルスの感染が蔓延し、パンデミックを

起こしてしまったのか？　その最大の理由は、このウイルスが無症状感染によって仲間を増殖しようとした狡猾なもくろみを、感染症の多くの専門家が、正しく理解しなかったことにあると考えます。

　まず、誤解は中国で生まれました。このウイルスに接しても症状が出ないようなので、「感染力は弱いし、人から人へは感染しない」と考えて、「あまり心配は要らない」と発表したのです。日本の感染症の専門家も、それを真に受けて、従来のウイルスと同様に、感染をすれば、直ぐに高熱を出したり、咳やくしゃみをするはずだという常識に囚われて、すぐにそれが出ないなら、感染力も弱く、心配は不要と思い込み、「心配は要らない」と繰り返し述べたのです。

　ところが、武漢での夫婦間での感染が１月中旬に見つかり、人から人への感染が多数報告されるようになり、中国でも、事の重大さに気づき、突貫工事での専門病棟建設や都市封鎖等が行われたのは周知の事実です。

　やがて無症状感染があることが中国で公にされましたが、日本では、37.5度Ｃの高熱や咳などの風邪に似た症状に拘り、空港での検疫も、無症状感染者は、フリーパスでした。新型コロナウイルスの戦略がまんまと功を奏し、検疫官をだまして、無事に入国してしまったのです。それだけではありません。PCR検査も、37.5度以上の発熱が高齢者は２日、その他は４日以上続かなければ検査を受けられないという規則を作り厳格に適用したので、ウイルスは無症状感染者で増殖し、エアロゾル感染（空気感染）によって仲間を増やしていったのです。

　このエアロゾル感染も、新型コロナウイルスの新たな戦略でした。WHO も、厚労省も、感染症研究所も「飛沫感染と接触感染」にこだわり、エアロゾル感染をなかなか認めませんでした。中国では、早くから指摘されましたが、無視を続けたのです。そして、手洗いと直接的な人体の接触ばかりにこだわり、握手やハグを止めたりと、ずれた対策ばかり推奨しました。エアロゾル感染なら、マスク着用が最も効果的な対策ですが、4月に入るまで、その効用を認めなかったのです。

第二節　WHOの対応——すべての対応が遅すぎた

　ウイルスが世界に蔓延し、パンデミックを引き起こした責任の一端はWHOにあります。この点は、トランプ大統領の指摘の通りで、否定はできません。WHOの指示、意志決定は、今回のウイルスについて言えば遅すぎました。

　まず、中国の武漢を中心に爆発的感染が起こった段階で、WHOは本部のジュネーブで会議を持ちましたが、中国が「人から人へは感染しない」との当初の発表を鵜呑みにし「1月23日（日本時間24日）「国際的に懸念される公衆衛生上の緊急事態」を宣言する段階ではないと見送りました。中国では、その時点で感染は全国に広がっていましたが（24日の発表で、感染者830人、死者26人）、中国国外では、ヒトからヒトへの感染確認例がないと言うことが理由でした。しかし、中国国内でヒトからヒトへの感染確認例が存在することは、中国以外でもヒトからヒトへの感染は予想されるわけで、今のところ、中国以外では感染確認例がないから大丈夫というのは、誰が考えても、不合理で誤った対応でした。

　1月30日（日本時間31日）になって、WHOのテドロス・アダノム事務局長は、やっと緊急宣言を出しましたが、宣言を出すまで、1週間も浪費してしまいました。その上、国と国の間の移動や貿易制限は勧告しないと発言し、航空機や船舶を利用しての世界的な人や物の交流を認めました。食料については、制限しなかったのは正しいと考えますが、ヒトの移動につ

いては、検疫体制の強化、特に中国からの入国者は２週間程度
足止めし、症状の有無にかかわらず経過観察すべきことを宣言
すべきでした。もし１月の時点で、そうした措置がなされれ
ば、水際作戦が多くの国で成功した可能性も有り、少なくとも、
４月26日段階で世界の死者が20万人を超えるような悲劇は起
こらないで済んだ可能性があります。

　実際には、２月以降も、WHOの宣言に従い、多くの国が、
中国からの旅行者をほとんど制限もせずに入国させてしまった
ので、感染が拡大したのです。特に感染を広めたと推測される
のが、無症状感染者です。無症状感染者は、発症の２〜３日
前から感染力が強まり、0.7日前にピークに達すると指摘され
ています。無症状感染者の空港等の検疫所を通過する時が、発
症少し前であれば、37.5度以上の熱も、咳も無く、自覚症状も
ないので、サーモグラフィーにも掛からず、問題なく通過して
しまいます。そして、入国してから強い感染力で、新型コロナ
ウイルスを拡散させたのです。もし足止めし、全員にPCR検
査を受けさせていれば、陽性確認と共に、専門病院や軽症者用
の宿泊施設に隔離でき、感染拡大は抑制できたでしょう。

　そしてさらに、WHOが新型コロナウイルスの世界的感染
をパンデミックと認定したのは３月11日（日本時間12日）で、
緊急宣言から40日も経ってからでした。イラン・イタリアで
の爆発的感染が起こり、フランス・スペイン・ドイツ・アメリ
カでも1000人を超える感染確認者が発生し、WHOの本部の
あるスイスでも600人を超える感染確認者と４名の死者が出て、
座視できない状態になったからでしょう。

WHOのパンデミック認定を受け、アメリカのトランプ大統領は、「EUは中国や他の感染中心地からの入国制限に失敗した」と述べ、米国内の主要な感染源はEUだとし、「30日間、EUからの米国への全ての渡航を停止する」と表明しました。この表明は正しいのですが、遅きに失しました。というのは、アメリカは、武漢で新型コロナウイルスの感染が拡大してからすぐに、中国からの入国は禁止しましたが、EUからの入国はそのまま認めたので、EUの無症状感染者がアメリカに多く入国し、感染を広め、爆発的流行をその後起こすことになるからです。

　その後、WHOは、新型コロナウイルスの制御は可能としながらも、すべての国に対してPCR検査をできる限りたくさん行い、感染者を見つけ、隔離し、治療することが最も重要だと再三勧告しました。これは、正しい主張です。しかし、日本では、「日本方式」ということに固執し、検査はなるべく行わず、重症者だけについて行い、重症者を救うことに集中すべきだという方針を示しました。それは、新型コロナウイルスは飛沫感染と接触感染だから、接触者の感染ルートを調べてクラスター潰しをすれば、制御できるという考えでした。

　しかし、エアロゾル感染を無視したその考えは、もともと正しくないので、直ぐに行き詰まりました。無症状感染者が存在することは1月の段階から指摘されていたのに無視し、軽症者に自宅で待機させるという方針も、軽症者が自宅で急変する例が相次ぎ、見直しを迫られました。何よりも、PCR検査をしなければ、感染の実態が把握できないとWHOや他国から

指摘されていたにも関わらず、「マイルドな日本方式」にこだわって、迷宮に入り込んだのです。

　現在、日本では検査しても感染経路不明が70％を超え、陽性率も高まり危機的状況にあります。WHOの勧告に従わず、過ちに気づいてもそれを改めようとしないからです。

　なお、WHOは、マスクの効用について否定的でしたが、4月以降、アメリカのCDCもマスクの効用を認め、装着を推奨しだしたので、再検討を始めたようです。もっと早くWHOがマスクの着用を呼び掛けていれば、死者の数がずっと少なく済んだのではないかと思うと、誠に残念です。

　また、トランプ氏は、WHOが中国寄りだとして、アメリカのWHOへの分担金拠出を一時停止すると発表しました。それに対し、中国はWHOへの日本円で30億円の拠出を表明しました。アメリカと中国は、台湾のWHOに対するオブザーバー参加の問題や、WHOのテドロス・アダノム事務局長に対する誹謗中傷が台湾からあったかどうかについても、争っています。

　世界が新型コロナウイルスに対し、協力し合うべき時に、新型コロナウイルス対策の中心となるべきWHOをめぐり、二つの超大国が争うのは悲しいことです。

　なお、WHOのテドロス事務局長に対する辞任要求署名が世界範囲で行われ100万筆を超えたそうですが、これも、某超大国の思惑が背景にあることは明らかで、あまりにも政治的な偏りが見られ賛成できません。ある超大国が国際組織の人事さえ牛耳るのは恐ろしいことです。今は、世界は、小異を捨てて

大同に付くべき時です。

　ちなみに、WHO の下記ホームページで、WHO の方針や、新型コロナウイルスに関する世界の確定感染者数・死亡数、日にちごとの感染者の出現グラフを見ることが出来ます。

　https://www.who.int/emergencies/diseases/novel-coronavirus-2019

第三節　日本の対応——新型肺炎の拡散を　なぜ日本は防げなかったのか？

　日本では、当初、北海道は感染確認者が特に多いとされました。これは、行政区画に迷わされた誤解かも知れません。北海道の面積は非常に大きく、関東地方や、近畿地方はもちろんのこと、九州と四国を合わせた面積よりも大きいわけです。仮に、北海道と同じくらいの面積で考えれば、関東地方の感染確認者は、２月時点でも北海道より多かったのです。統計が都道府県別になっているので、県単位で思考しがちですが、コロナウイルスにとって、県境などは無意味で、行政領域を無視して蔓延します。

　そうした目で改めて日本地図を眺めて見れば、２月時点でも感染確認者が多いのは、首都圏と近畿圏であって、この両地域は、県境をまたいで市中感染が起きている可能性が極めて高いと考えます。

　２カ月経った４月の段階で見直すと、東京・大阪を中心とした大都市圏で感染が拡大しており、この両地域は、周辺の県を巻き込んで、感染爆発を起こしている可能性が大です。大都市が持つ、人口密度の高さ、企業等が集積した過密性、便利すぎる交通システムが、その原因となっている可能性が高いのです。日本の大都市が狭い空間に巨大な人口を抱えている問題が大きく関わっています。

　それにしても、日本の対応は遅すぎました。その原因を分

析すると、次のようになります。

1　政府・厚労省の認識不足、対応の遅れ──「失われた2
カ月」。
　　1月24日にWHOが緊急事態宣言を見送った後も、日
本は水際対策を取った点は良かったのですが、厚労省の
対策は、中国からの入国者に対して、健康状態の自己申
告や、症状が出た場合に医療機関への受診を促す健康カ
ードを配布することで、検疫の意味をほとんど成さない
ような軽いものでした。実際に、武漢から19日に来日し
た中国人男性は、14日から発熱があり、経過観察中であ
ったにも関わらず、空港の検疫所では自己申告せず、サ
ーモグラフィーにも検知されず、来日後、発熱が出て医
療機関を受診し、2カ所目で肺炎と診断され、感染研の検
査で陽性と判明しました。

2　日本の感染症の専門家の判断ミス
　　当初、新型コロナウイルスをインフルエンザ並みに軽
く見誤ったこと。

3　政治家・マスコミの権威主義
　　WHOや感染症の研究者で権威のある人の判断に頼りす
ぎ、自らが真剣に考えようとしなかったこと。

4　中国への蔑視

　中国から貴重な情報が何度も出されたのに、それを信用せず、エアロゾル感染や無症状感染者の存在の情報をほとんど無視し、対応が２カ月も遅れたこと。

　今回の新型肺炎では、発症しなくても感染すると中国が１月中旬から明らかにし、さらに、その後、エアロゾル感染があると報道しているのに、日本は、中国からの報道を信ぜず、症状が出るまで検査しないという愚かな行為を繰り返し、感染を広めたこと。厚労省のホームページでは、２月24日の時点でも、「空気感染はない」と、中国の発表を否定していました。

5　一度決めたことを変えられない融通性のなさ。

　ア　中国から、無症状感染者が多く出ていると言う情報がよせられたにも関わらず、37.5℃以上の発熱にこだわり、無症状感染者が入国し、日本国内を闊歩し、感染を拡大することを認めてしまったこと。

　イ　中国からの入国制限を一度決めた湖北省のみにこだわり、２月12日に浙江省を追加したものの、他の省からの入国は特に規制せず、入国した無症状感染者からの感染を防げなかったこと。また、その時点で、中国への日本人の渡航中止勧告を出したのは、湖北省のみで、湖北省以外は、不要不急の渡航を止めるよう求めるレベル２のまま据え置いたのも、結果として感染を広めたと推測されること。

　ウ　中国が無症状感染者の存在を報道し、そうした感染

者は平熱しかないにもかかわらず、報道後1カ月も経って参議院の入り口に設置されたのは、37.5℃以上の発熱を感知する装置で、状況の変化に全く対応出来ていなかったこと。

エ　PCR検査を「帰国者・接触者相談センター」で一元的に取り扱うと決めてしまうと、もはや感染者の増加で、保健所だけでは対応できないことが明白なのに、4月も半ばになるまで、その方針を変えようとしなかったこと。さらに、PCR検査の受診条件から、「37.5℃」や「4日間連続」という条件を外すことを検討し始めたのは、自宅療養中の死亡者や容態の急変者が相継ぐという批判を受けたためで、やっと5月5日になってからです。制度を決めてから2カ月半も経ってしまいました。もっと早く変更していれば、志村けんさんや岡江久美子さんなどを含め多くの命が救われたでしょう。

オ　既に認可されている医薬品を、新型コロナウイルスに対して処方するに際し、新型コロナウイルスに対して承認された治療薬でない場合、患者の同意を得た上で、医師の判断で使う「適用外使用」とされていますが、こうした緊急時には、手続きを簡略化し、治療薬として認めるべきなのに、厚労省が規則にこだわり、融通有る措置が執れないこと。例えばアビガンは、中国では、臨床試験「無作為化比較試験」を終えて効果があるとされたのですから、日本も、同じ試験を繰り返す愚を止めて、中国の試験結果を尊重し、治療薬として使う

べきなのにそれをしないこと。命を救うのには一刻の
猶予もありません。

カ　政府は、企業等への営業自粛要請に対して、あくま
で要請なので、休業補償をする必要は無いという発言
を繰り返しています。一般国民や野党、マスコミ等が
盛んに、その非を指摘しても聞く耳を持ちません。

キ　緊急事態が7都府県に宣言された後、愛知県や京都
府などが、宣言に加えるように訴えても、最初の7都
府県を変えようとしないこと。

　このように、挙げれば切りが無いほどありますが、その融
通性のなさが日本における感染を広げている可能性があります。

6　教科書・マニュアルに書いてあることを墨守し、新しい
ものに対して挑戦する勇気がなく、緊急な事態に対して、
臨機応変に対応できないこと。

　　例えば、マスクの効用についても、WHOやCDCが否
定的だということを根拠とし、実際の感染の状況を正し
く分析せず、1月・2月・3月とマスク否定論、不要論を、
政府やマスコミは続けてきましたが、4月に入り、CDC
やWHOがマスクの効果を認め出すと、漸く態度を変え
だしたこと。

7　自分自身でよく考えて判断しようとせず、多数派の意見
に従ってしまうこと。これは、人と違った意見を述べる
と周りから圧力が掛かる日本の国民性、同調圧力が大き

く関わっていると思われます。「赤信号みんなで渡れば怖くない」「出る杭は打たれる」「長いものには巻かれろ」と言った右に倣えを好む島国根性とも言えます。「マスクは不要」と言えば、変だと思いながらも従ってしまう国民性です。

　しかし、もっと自分の感性を信じて、間違いは間違い、変なものは変だと思う気持ちが重要です。特に、命に関わる事態なのに、どう考えても納得できないときは、どんな権威のある人が言おうと疑うべきです。

　例えば、「人から人へは感染しない」という情報を信じ、新型ウイルスの脅威を軽視したことが挙げられます。日本の代表的な感染症の専門家は、「感染力も弱いし、人から人へは感染しないから心配は要らない」と繰り返し、マスコミも、自身が考えることをせず、その発言をそのまま報道し、対応を遅らせました。

8　インフルエンザなどの過去の感染症に対する知識や経験に頼りすぎ、今回のウイルスが「新型」であり、従来の対処法では不十分であることへの認識が欠けていたこと。バイオハザード予防市民センターの見解にもあったように、「手洗いの励行」ばかり勧め、「マスクの着用」を軽視したこと（41頁注14参照）。

　肺炎は、肺の病気だから、通常の肺呼吸でウイルスが吐き出され、エアロゾルの形でそれを吸い込んで感染する恐れが非常に強い。それにも関わらず、朝日新聞が「マ

スク依存社会」の記事で、マスクの予防効果を否定した
ように、「マスクは予防効果は無く、手洗いが重要だ」と
いう教科書的な知識ばかりを感染症の専門家が異口同音
に唱えたこと。

9　政治家は、今回の感染が自らの失政とされるのを恐れて、
事実を隠蔽してしまうこと。また、自らが責任を取らず、
他人のせいにする無責任・不誠実な態度を取ること。

　エアロゾル感染があると、特にオリンピックを控え、
東京五輪中止の声も、内外でささやかれるような事態に
なってきたので、なんとしても開催したい政府は、新型
コロナウイルスへの感染者数を実数よりも少なく報道し
ている可能性があったこと。具体的には、PCR検査等を
意図的に遅らせ、感染者数を実数より少なくみせた可能
性があること。複数の感染症の専門家は、実際は、10倍
から100倍いるのでないかと推測しています。

　政府が感染者数を実際に少なくみせようとしたことは、
クルーズ船の数を除外するなどの行為に端的に表れてい
ます。また、5月8日にPCR検査の基準を変えた時、厚
労大臣の説明は、「基準は目安であったのに、我々から見
れば誤解をされた」と自らの責任を保健所や国民に押し
つける驚くべき不誠実な発言がなされたことも記憶に新
しいところです。

10　以上の点から、政府・厚労省の対応が、多くの点で間

違っていたこと。水際対策に失敗し、その後の対策も後手後手に回ったこと。

ア　初期段階で、武漢からの帰還者について、症状が出ている人のみを検査の対象として、無症状の人は、子供と共に自宅に帰してしまう例もあり、後日、その人は発症したような例が出てきたこと。

イ　クルーズ船で検査が陰性ということで、公共交通機関を使っての帰宅を認めましたが、これは、2月5日の検査後の感染の可能性を無視した判断で、海外を含め、多くの批判を受けました。実際、陰性として下船した人々から、オーストラリア・イスラエル・イギリス・米国・香港等で後日感染者が出て、日本でも各地で感染者が出て死亡者まで出ました。このクルーズ船では、実際は船室での隔離が不徹底で、出歩いていた人の存在は、検査時に不在の人が24人も居たことで明白で、さらに、乗員が直接部屋を訪れて配膳をするという方法が、感染を拡大したことは否定できません。それなのに、厚労省が隔離は出来ていたと強弁するところに無理があります。

ウ　そのため、感染者との接触が疑われたり、そうでなくても肺炎の症状が出て、検査を希望しても、重症でないと検査を拒否するというあり得ない事態が2月以降4月に入っても継続していること。

エ　すべて厚生労働省が仕切ろうとする中央集権的体質が、他の省庁や政治家との話し合い、国民からの意見

の汲み取りなどを妨げ、さらに、こうした緊急事態で
もマニュアル通りに実施しようとする官僚的発想が、
迅速で有効な対処の実施を妨げていると思われます。

11　日本政府の対応の誤り・遅さ
　ア　日本政府は、中国や韓国で行ったような専門病院の
　　建設をせず、一般病院の内部で、コロナ専門とそれ以
　　外の診察・治療を分けようとしています。しかし、こ
　　れは、大きな間違いと考えます。仮に受付だけ分けて
　　も診察室、病室が完全に分離されなければ、さらに担
　　当医、担当職員もコロナ専従でなければ院内感染が起
　　こりえます。また、廊下・待合室・トイレ・売店・食
　　堂などが他の病気の受診者と共用であれば、感染は防
　　げません。

　　　だから、医療行為を通じての感染拡大を防ぐには、
　　中国や韓国のように、コロナウイルスの専門病院を各
　　地に作り、そこで、診療・治療に当たるのが最も賢明
　　な施策です。日本も、最低、一つの県に１カ所は、コ
　　ロナウイルス専門病院を作るべきです。検査もすべて
　　そこで行えば、感染者を見付けやすくなり、治療も、
　　迅速に実施できます。感染者が、あちこちの病院を
　　転々とし、感染を広げる可能性を減らせます。その医
　　療従事者は、各都道府県の専門医を集め、看護師など
　　も、現在退職している人も含め、感染症に対する知識・
　　技能が豊富な人を全国的に募集して集めるべきです。

イ　政府は、感染者を、無症状・軽症・重症に分け、最
初は全て病院に収容していましたが、感染確認者が増
えると、病院の収容能力を超えたため、無症状・軽症
者は自宅待機かホテルなどへの滞在と方針を変えまし
た。しかし、自宅待機した感染者の死亡が増えたため、
ホテルなどの施設への収容へと方針を再び変えました。
韓国などが軽症者収容施設を早くから造り、そうした
事態を回避したのと大違いです。朝日新聞4月25日
では、「夫婦とも陽性なら子の世話を誰が」の見出しで、
福岡市では、家庭の事情で自宅療養もあるという例を
挙げています。しかし、夫婦両方とも重症化すれば入
院して子どもの世話は見られなくなるはずで、家庭内
感染のおそれがある家庭内療養は認めるべきでありま
せん。親族が代理できないなら、子どもは児童相談所
や児童養護施設で面倒を見るしかないでしょう。

ウ　自衛隊は医官を1000人も持ち、病院も2カ所あり、
生物兵器の被害を受けたときの特別訓練を受けた隊員
が多数存在します。完璧な防御服も沢山あります。今
回の新型コロナ対策に対しては、先頭に立って活躍す
べきです。しかし、実際には、クルーズ船で一部隊員
が活躍した以外、2月・3月の2カ月間、ほとんど活躍
の場を与えられませんでした。実にもったいない話で、
ここにも、「失われた2カ月」があります。過去を悔や
んでも仕方がないので、今からでも自衛隊の2カ所の
病院は、新型コロナの専門病院として、検査・診察・

　治療・入院の役割を担うべきです。また、全国の自衛
　隊駐屯地に野営テントを張り、感染者の受け入れと治
　療を行うべきです。また、自衛隊の所有する防護具や
　マスクを医療関係者に配布すべきです。

エ　現在、東京など大都市を中心に、医療現場は崩壊の
　危機にあります。オリンピックの選手村、オリンピッ
　クの警備員の宿舎、廃校などを感染者の収容場所や医
　療機関に充てるべきです。

オ　日本政府は、学校を休業にしてきましたが、感染が
　主にエアロゾル感染であり、狭い換気の悪い空間に多
　人数が集中して一定時間過ごすことで、呼吸を通して
　鼻・喉・気管・気管支・肺にコロナウイルスが入って
　感染することは、ほぼ明らかです。従って、マスクを
　して、ウイルスを防ぐと共に、そういう密閉された換
　気の悪い場所に子供たちを長時間おかない状況を作れ
　ば良いと考えます。今、学校の代わりに解放されてい
　る学童保育の環境は、狭さや換気の悪さで、明らかに
　学校の教室より環境が悪いと判断できます。

　　そこで提案ですが、今後第二次の感染拡大が起きて
　も学校は開校したままで、子供たちは学校で過ごすよ
　うに方針を変えるべきです。授業も今までのように行
　う場合、窓を開放したままにするか、寒くても、換気
　を10分から15分ごとに全窓を開けて行い、頻繁に換
　気をすることで、感染のリスクを下げることができま
　す。学童保育で過ごすより遙かに安全です。また、戸

外は感染のリスクは極めて小さいので、安全な学校の校庭で遊んで運動する機会をもっと増やすべきです。

　その意味で、高校野球を中止したのは、合理的と思われません。宿舎での感染に気をつけ、無観客・応援なしなどの対応で行えば可能だったでしょう。スポーツとしての野球は感染の恐れはほとんどありません。選手も気の毒です。韓国は、無観客でのプロ野球再開を決めたそうです。サッカー等も同様です。ただ、ラグビーはスポーツの性格上、密集することが多いので、やや問題があります。高校総体等も、屋外の競技なら同様に出来たでしょう。

　また、学校再開で、給食も今まで通りに行うことで、給食しか栄養を摂る機会がない児童・生徒の栄養状態を改善出来ます。子供の世話をするために休職しなければならなかった保護者も出勤できます。子供も、自宅で待機しているより、まともな教育を受けることが出来るでしょう。

カ　日本と違い、中国では、学校の休業中に、国を挙げてウェブ授業を行い、午前2時間、午後2時間の全教科の授業を行い、出席、児童・生徒と教師のやりとりや宿題の提出・採点等も、パソコンの画面（パソコンを持たない家庭は有線テレビ）を通じて行っているそうです。台湾・韓国・イタリア・アメリカ等も同様です。ネット環境が、これらの国では、日本より進んでいるので、こうしたことが出来るのでしょう。日本では、附属学

校や一部の私立学校程度しか、そうした授業をしていないようです。

キ　朝令暮改、二転三転の末、政府は1人10万円の給付を決定しました。しかし、実際の給付は、早くて連休明け、遅いと数カ月掛かるそうです。ドイツではオンラインによる申請で、外国人でも2日で通帳に60万円振り込まれるそうですが、日本では、なぜそんなに時間が掛かるのでしょうか。アメリカでも、トランプ大統領が個人給付を宣言して2週間ほどで既に通帳に振り込まれ、通帳が無い人には小切手が渡されたそうです。

　4月20日の朝日新聞に拠れば、住民基本台帳を元に、申請書を送り、各自が通帳の口座番号などを記入して送り返したら、初めて振り込みが始まるようです。全所帯に申請書を送るだけで膨大な手間暇とお金が掛かり、それが返送されたら、それを点検して問題のないものだけに送付するつもりと思われます。

　はっきり言って、この方法は間違っていると思います。3月から4月にかけては転勤の季節で、住居を移転していれば、郵送しても宛先不明者が多数出る恐れがあります。マイナンバー・カードを持っている人は、オンライン申請が出来るそうですが、カードのあるなしにかかわらず、マイナンバーは日本国民であれば強制的に持たされているので、本来なら、本人以外は知らないはずのその番号を入力し、本人確認のできる保険証や運転免許証の番号なども入力し、銀行口座を

知らせるだけでオンライン申請ができるはずです。カードがなければオンライン申請が出来ないというのは、嫌がらせ以外の何者でもありません。地方自治体を煩わせ、無駄な経費を使い、時間だけ膨大に掛けるのは愚の骨頂です。

そもそもマイナンバーで申請しなくても、たとえば、65歳以上の人のほとんどは年金を受け取り、銀行等の口座番号に2カ月ごとに振り込まれます。その口座をそのまま使えば、年金受給者への申請書送付や新たな口座番号の提出などは不要のはずです。

他にも、国民皆保険の国ですから、国民保険等の保険証番号や国税庁の納税者番号の利用等でもオンライン申請は出来るはずです。国民は、今苦しんでいて、一刻も早い支給を希望しています。国民の声に応えるべきです。

なお、4月22日の朝日新聞は、路上で倒れて死亡していた人、家庭で孤独死していた人の死因を調べるため警察がPCR検査を依頼したところ、11名が新型コロナに感染していたことが分かったと言うことです。これは、日本のPCR検査が全く不十分で、新型肺炎で死亡しても統計から漏れている人が多数存在することを示唆します。

日本は、新型コロナウイルスに対して、世界が21世紀型対応をしているのに対し、ガラパゴス的に20世紀的対応をしている印象がありました。中央集権体制で

何でも政府と厚労省を中心とした行政が一元的に管理し、地方自治体の実情や意向は無視して上からの決定を一方的に押しつけるやり方です。緊急事態といいながら、普段と同じやり方で無駄な書類を作らせ、不要な審査を行う、融通の効かないやり方で、危機意識やスピード感がまるでありません。国民から、PCR検査を受けたい希望があっても受けさせず、諸外国と異なり情報公開しないので、国民は感染状況をほとんど知り得ません。

　他の国では出来ているオンライン授業が出来ず、コロナ対策に専念すべき時に、9月入学など不要不急の問題が出され、問題のすり替えさえ起こっています。国民がこれだけ苦しんでいるのに、政府は、国民の要求に応えず、対策が遅く、具体的な方向性を示さず、国民の疑問・質問に対してまともな回答をしようとしません。

　5月4日、日本政府は、5月末までの緊急事態宣言の延長を発表しましたが、具体的な解除の条件が示されないことに、大阪府の吉村知事は不満を表明し、独自の数値目標を解除の条件として掲げて、「大阪モデル」を5月5日に発表しました。岩手県なども、感染者が出ていないことを理由に、営業自粛の解除や、学校の再開を表明しました。3月の休校措置や4月の緊急事態宣言の時は、ほとんどの自治体が素直に従ったのですが、流石に3回目の自粛要請となり、さらに、先行き

の見通しが全く立たないことに、かなりの自治体が怒りを覚えて、中央政府に反旗を翻し始めたとも言えます。これが機会となって、日本が中央集権から脱皮して、地方の自治が少しでも尊重されるようになれば、もっと国民は幸せになれるでしょう。

　なお、日本は右図のように、老齢人口が多く、感染者が出た場合の死亡率がイタリア同様に高くなることも懸念されます[注1]。

注1　Share of the population that is 70 years and older, 2015

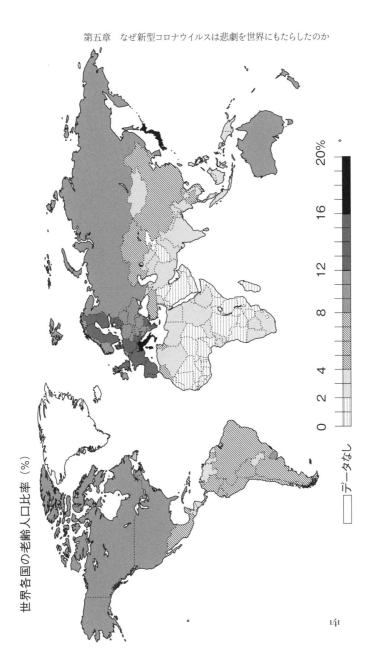

世界各国の老齢人口比率（%）

第四節　世界の対応

1　中国

　中国では封じ込めにほぼ成功したようで、海外からの帰国
者や訪問者以外の感染者は大幅に減りました。武漢でも都市
封鎖が解かれ、多くの工場が再開しました。さらに4月26日
には、武漢でも入院者が0になったと発表し、4月27日には、
上海や北京の大都市でも学校が再開され、先ず、進学を控えた
学年の通学が始まりました。それでも入校の際は、マスク着用、
校門での検温、スマホ画面での陰性証明証の提示が義務づけら
れており、日本の緊急事態宣言よりもずっと厳しい対応を続け
ています。

　なぜあれだけ感染が酷かった中国で感染封じ込めが成功し
たのでしょうか。それは、まず感染源の武漢市を完全に都市封
鎖し、学校だけでなく、会社もすべて休業させ、交通網も、電
車も航空機も自動車も禁止し、道路も封鎖し、出入りを禁じた
上で、PCR検査を厳格に実施し、感染者を調べ専門病院に隔
離し、治療することに全力を尽くしたからだと考えます。

　食料も買い出しを禁じ、地区ごとに組織を作り、配達形式
で渡すことにし、その場合も、直に接触しないように配慮しま
した。住民は、散歩を含めて、家から出ることは禁止され、違
反すれば、すぐに電子システムで連絡が行き、日本で言う自治

会長のような人が駆けつけるシステムでした。

　特に世界で注目されたのは、健康コードのシステムでした。これは、全ての国民が、スマホを使って、公安（警察）に、名前と住所を登録し、交通手段利用の履歴、買い物や施設利用等の行動履歴、体温・体調・通院履歴などの医療履歴を記録し、その健康状態を表示できるシステムです。交通・通信・医療などのサービスを利用する度に入り口でスマホをかざし登録することを義務づけたシステムで、新型コロナに感染していなければ緑色、感染者との接触が疑われれば黄色や橙色、新型コロナウイルスに感染していれば赤色にスマホの画面が表示され、本人や他人に、その人の健康状態が分かるシステムです。

　例えば、バスに乗る時は、スマホをかざし、緑色であることを示し、どこで乗ってどこで降りたかが記録されます。また、緑でなければ、そもそも乗降ができません。黄色や橙色の人は2週間隔離され、赤色の人は入院します。電車や飛行機も同様です。指定席の場合は座席も記録されます。スーパーマーケット等の利用でも、出入り口で同様な措置が執られます。それで、もし、乗車したバスに感染者が後から発見された時は、そのバスにその時間に乗っていたすべての人に自動的に連絡が行って、感染した可能性があるとされ、スマホの表示が黄色に変わり、2週間の経過観察に入ることになります。2週間自宅待機で行動が制限されます。そのうちに症状が出れば入院等の措置が取られ、何もなければ解除され、緑に戻ります。徹底的な管理監視システムです。日本では、全体主義国家の強権的手法だという批判が多く聞こえ、確かに窮屈な面はあったと思います。

しかし、こうした徹底的な手法によって、自分が感染しているかどうか、また、感染者はどういう経路で感染したかを的確に知り得て、対策が取れ、感染拡大が防止できます。こうしたやり方が、新型コロナウイルスという強敵を封じ込めることができたのも確かだと思います。

　一方、日本では、保健所による電話での感染経路の追跡は、東京や大阪では、ますます困難になって感染経路不明が増えています。また、国民が日々の健康状態を知らせるシステムもないので、国や自治体が国民の健康状態を把握できず、独り暮らしの人が感染しても自宅で過ごしている内に急変して、誰も知らないうちに死に至る例も現実に起きています。どこまで国や自治体が管理すべきか、プライバシーの問題など、いろいろありますが、国民の命を守ると言う観点からは、電子システムを駆使して感染状況を国も個人も把握できる中国方式が成功していることは否定できません。

　また教育面では、日本よりずっと電子化が進んでおり、子ども達は、オンラインを利用した遠隔授業を受けることが出来ました。通学が再開された高校３年生の発言は、オンライン授業があったので、学習面ではほとんど心配が無かったと言うものでした。オンライン授業がごく一部（５月５日現在、全国で５％、朝日新聞朝刊）しか実施されていない日本とは月とスッポンの差があります。

　また、国民全員が、毎日定期的に検温し、健康状態を報告する義務があり、異変があればすぐに対応できたことも大きいと思います。

　国民にはマスクを義務化し、マスクをしていない者は、処分を受けるほど、マスク着用にこだわったからでしょう。エアロゾル感染防止には、マスク着用が最善の方法と早くから認識していたから成功したといえます。

　都市封鎖は解除しましたが、もちろんマスクや体温測定などの防止策は継続しており、やっと現代の日本における外出自粛に似た状況になってきたようです。ただ上海などでは、市民が街へ繰り出し、以前とかなり近い状況も生まれています。

　中国が封じ込めに成功したその他の理由としては、中症・重症者治療用の専門病院の建設、軽症者収容用の隔離病院（病棟）の建設、簡便に使用できる検査キットの開発と広範な利用、検査を広範に行うことでの感染者の割り出しと隔離並びに治療に努めたことが挙げられます。最初、武漢では、軽症者を自宅待機させたのですが、家庭内感染が広がったため、すぐに方針を変えて、軽症者も専用病棟に隔離することになりました。方針変更がすぐに実行された点も評価できます。専門病棟建設が、院内感染防止に大きく貢献したと思われます。これは、1月末から2月初めには実行されていたので、日本も早く見習って欲しかったです。

2　イタリア

　イタリアでの感染拡大・死者増加の理由について、主に述べます。3月に入り、イタリアとイランでの新型肺炎の感染者・死者数がともに急激に増加しました。この理由については、

様々な説があります。イタリアでは、ハグや握手の習慣があるから多いというのは疑問です。それは、イタリアだけの習慣でなく、欧米に普遍的な習慣です。ハグや握手が悪いのは、接近して感染者の呼気を吸い込んでしまう危険性があるからというなら理解できますが、接触感染をいう人は、握手自体が悪いという論法です。

日本でも、長野県の松本市市長選挙で、「多くの人と握手すれば、ウイルスを広めかねない。でも、少しでも有権者と触れあいたい」という理由で、「握手でなく、グータッチでお願いします」と、「両手の握り拳を突き出しては、マスク姿の支持者とタッチをして回った」（朝日新聞、3月9日朝刊）という記事が載っていました。結局、握手は危険だが、拳を合わせるだけなら大丈夫という間違った認識です。

危険な行為は握手自体にあるのではありません。握手にしろ、拳を接するにしろ、感染者に近づいて呼気のエアロゾルに含まれるウイルスを吸うことが危険なのです。接触感染が危険という間違った情報が却ってエアロゾル感染の危険を招いています。

中国の一帯一路構想に、イランもイタリアも参加したので、中国人の旅行者が増えたことが、両国での感染の多さの原因だという説もあります。

しかし、一帯一路は、ユーラシア大陸の多くの国が参加しており、イタリアとイランだけの問題ではありません。ジェトロの説明では、2018年の統計で、中国からイタリアへの観光客数は、ドイツ・米国・フランス・英国に次いで5番目です。

イタリア政府観光局の 2018 年 10 月の発表では、イタリアの伸び率は一番高いということですが、それがすぐに感染者急増加の説明にはならないでしょう。その上、イタリアの新型コロナウイルスは、武漢由来ではなく、ドイツやフランスから流入したウイルスで、武漢の物とは遺伝子の型が異なるということが最近指摘されています。

　イタリアについては、北部はスキーのメッカであって、スキー客のゲストハウスに宿泊したスキー客の中にウイルス感染者がいて、集団感染が起こり、そこを核として、イタリア北部に蔓延したようです。その場合、なぜイタリアで感染者と死者の急増が起こったかと言えば、一つにはマスクで予防するという意識が乏しい点が挙げられるように思われます。ベネチアのカーニバルには、鳥の嘴のような長い仮面（マスク）を付けた一群が有ります。これは、ペストが流行した時、治療に当たった医師が自ら感染しないように目にはガラスをはめ込み、尖った嘴の部分は薬草を詰め込んだ防毒マスクを模したものだそうです。つまり中世にはイタリアでも病原体を防ぐために防御マスクを付ける習慣はあったのですが、現代では、祭以外に受け継がれていないようです。

　欧米では、マスクは、病人が廻りに感染させないための手段で、予防に使うという認識がほとんどないようです。WHO自体も、4 月までは、マスクは予防に効果がほとんど無いと言っていました。しかし、口を酸っぱくして言うように、今回のコロナウイルスは、エアロゾル感染が大半なのですから、それを防ぐには、マスクが最も効果があることは疑いえません。

WHOの指針は間違っていました。もちろん、医療用の高級マスクなら、より効果はあるでしょうが、普通のマスクでも、十分な効果があると考えられます。

　ですから、マスクをすれば良いのに、こうした状況になっても、テレビで見る限り、イタリアでも他の欧州の国々でも、マスクをしていない人がかなり多いのに驚いています。　マスクをしないから、直接、感染者のウイルスをエアロゾルの形で吸い込んでしまうので、それがイタリアで感染者が急激に増えた一つの大きな理由と考えます。

　しかしながら、それだけでは、他の欧米諸国にも当てはまるので、イタリアだけの理由としては、不十分でしょう。イタリアの特徴は、家族関係が伝統的に濃密で、特に地方では、少なくとも毎週１度は、離れている兄弟姉妹、夫婦、祖父母、親子などが一つの家に集まって、昼食や夕食を共に摂る習慣があることが大きいのではないかと考えます。それは、BS日テレで毎週土曜日に放送されている「小さな村の物語」を見れば、イタリア各地の羨ましくなるほどの親密な家族関係が毎回登場することから推察できることです。

　イタリア滞在歴20年の漫画家で、「テルマエ・ロマエ」の作者ヤマザキマリ氏も、3月28日付けの朝日新聞で、次のように述べています。「親と同居していなくても、子どもを連れてひんぱんに親元を訪れ、一緒に食事をするのがイタリアでは一般的だ。孫が風邪気味でも気にせず、祖父母はハグやキスでベタベタ」。こうした親密さが感染を広げたのでは、とヤマザキさんはみています。口角泡を飛ばしながら議論したり、顔をく

っつけてささやきあったりと人と人との距離が近いのがイタリア人の特徴です。また手洗いやうがいをする習慣は日本に比べて定着しておらず、「ハンカチで鼻をかむのが一般的」といいます。その一方で、「親族に少しでも具合が悪そうな人がいると、極度に心配して病院に強引に連れて行く人が多い。ヤマザキさんも具合が悪くなると、周囲の人々に病院に行くよう繰り返し勧められる」とあります。イタリア人の親密さが、新型コロナでは、却ってあだになったことが分かります。

　ちなみにアル・カポネに代表されるマフィアの組織も、そうした親密な家族関係が背景にあります。また、各地域には、交流の場としてのバール（バーと喫茶店と売店が一緒になったような施設）があり、そこで近所の人々が飲食をしながら楽しく過ごすことが多く、それが感染の場になっている可能性が高いと思われます。他の欧米諸国と比べてもより親密なイタリア人の人間関係が、エアロゾルによるコロナウイルス感染を引き起こし易かったと推測できるのです。

　さらに、ローマ帝国時代より、イタリアが建築に優れた能力を発揮してきたことは、世界史でよく学ぶところです。ところで、中村渡利八郎という日本のサッシの専門家が、イタリアのサッシは、北欧や米国と比べても断然品質が優れていて機密性・断熱性が高いということを言っています[注2]。イタリア北部は山岳地帯で寒冷地であり、冬の寒さを凌ぐために機密性に富

注2　『ウェッジ』（（2020年2月号（32巻2号，JR東海）磯山友幸「「木製サッシ」で日本の住宅に革命を起こす」という記事の中で、紹介されています。

んだ住宅や施設に住んでおり、集中暖房を行っているので、個別暖房の日本と違い、どの部屋も暖かく出来ているそうです。今回、イタリアでは、その機密性の富んだ住居で寒さの厳しい1月、2月を過ごしたわけで、それがエアロゾル感染を引き起こすにはかえって好条件になってしまい、感染が拡大した可能性があります。

なお、3月10日のテレビ朝日では、フランスのレゼコー紙によるとして、イタリアは財政赤字削減のため、過去5年で約760の医療機関を閉鎖しているので、医師5万6000人、看護師5万人が不足しているのも一因だと報道しました。確かに、そうした理由もありうると思います。

また、3月28日の朝日新聞の記事では、「イタリアでは公的病院が原則無料で、公立の医療機関の敷居が低いことがある。新型コロナウイルスの集団感染が発覚した2月には救急病院や診療所に感染を疑う住民が殺到した。この結果、住民や医療従事者に一気に感染が広がった可能性があると地元メディアは指摘している」とし、「だが、公立の医療機関の現場は人手不足で、新型コロナウイルス感染者も重症者以外は受け入れられない危機的状況だ。厳しい国家財政により医療費が抑制されているためだ。政府によると、政府の医療費支出は2010〜13年に一気に落ち込み、その後もほぼ横ばいが続く。公立病院は統廃合され、経済協力開発機構によると、人口1000人あたりのベッド数は07年の3.9床から17年には3.2床に減った」としています。

確かに病床は、日本の13.7床に比べても少ないのですが、

　実は、イタリアは、人口1000人あたりの医者の数は、欧州で最も高く、ICU（集中治療室）の数も、人口1000人あたりで日本より多く、医療体制は日本より整備されているのです。イタリアの感染確認者・死者の数が世界一を記録した3月上旬に、日本のテレビ局各社は、イタリアが日本と比べ医療が遅れているとか、医療崩壊をしているという解説をしましたが、それは実情とは異なり、日本の方が、医療事情は悪いのです注3。

　さらに、もう一つの大きな理由は、イタリアでは、PCR検査が大々的に行われているので、感染者が多く見つかると言うことです。イタリアのジュゼッペ・コンテ首相とウイルス学者イラリア・カプア博士と疫学者ピア・ルイージ・ロパルコ博士はPCR検査で多くの人を検査したため多くの症例が見つかったと説明しているそうです。欧州の他の国が検査数を公表していない中で、イタリアは公表しています。3月4日時点で2万5000件以上のPCR検査を行い、それらの大半は陰性でした。特に感染者が多い2万1000件以上が北部のロンバルディア州、ベネト州、エミリア・ロマーニャ州で実施されました。日本は3月5日時点で6647件のPCR検査を実施、333人が陽性（陽性率5％）。イタリアは2万5856件実施して陽性は2423人（陽性率9.4％）だそうです。

　そこで、日本とイタリアの検査数を比べると、次のようになります。イタリアの通算検査数は3月4日までで2万5000件、6日までで3万6000件、9日までで5万4000件です。日

注3　本田宏『Dr.本田の社会保障切り捨て日本への処方せん』（自治体研究社、2018年2月）

本は、東京新聞に拠れば、検査を始めてから3月5日までの累計で、日本での検査はやっと9000件だそうです。なお、3月11日現在における厚労省の発表は累積1万8836件です。イタリアが5万4000件しているのと大違いです。イタリアに感染者が多い理由は、検査数が多いことが理由の一つであることは明らかです。イタリアの総検査数は、54000 ÷ 18836 = 2.87なので、日本の2.87倍。人口は、日本は2020年1億2601万人、イタリアが6042万6000人なので、12601 ÷ 6042.6 = 2.085。

　従って、人口も加えて計算すれば、イタリアは日本の2.87 × 2.085 = 5.98倍検査していることになります。従って、日本の感染者数を5.98倍すれば、より実際の感染者数に近づくかも知れません。

	確定感染者	死者	回復者	検査総数	人口
日本	639人	15人	118人	18,836件 (3月11日)	1億2,601万人
イタリア	12,462人	827人	1,045人	54,000件 (3月9日)	6,042万人

　日本がイタリア並みの検査をした時の日本の推定値（5.98倍になります）

	確定感染者	死者	回復者	検査総数	人口
日本	3,824人	90人	706人	イタリア並	1億2,601万人

　以上は、3月11日段階における比較ですが、4月14日における「Our World in Data」によると、日本が人口1000人当たり0.7人に対し、イタリアは18.2人、つまり、1カ月後に、

イタリアは人口比で日本の 26 倍の検査をしていることになり、4 倍以上差が開きました。いかにイタリアの検査が多く、日本が少ないかということです。

3　イラン

　イランも、モスクでの金曜礼拝がきっかけで広がった訳ですが、他にも色々理由があるようです。イランは水タバコを発明した国であり、現在も愛好者が多く、水パイプを回し飲みするのが感染と関係するという説があります。死者は土葬されますが、その前に洗体をし、さらに、埋葬した墓にキスしたりする習慣も感染と関わるのではないかと言われています。

　なお、イランでは、マスクは国民の多くが着用しているようで、転売目的の買い占めは死刑になるそうです。また、イランなどイスラム教圏では、重要な行事ラマダンも行事自体を中止したり、規模を大幅に縮小したりして、感染防止に努めているようです。なお、イランは、諸外国に比べ、医療体制が不十分で、医療関係者の感染も多く、死亡率も 10% と高いと報道されました[注4]。

4　韓国

　韓国では、最初、大邱での大感染で対応に追われましたが、

注4　「パンデミックとの闘い。オーバーシュートは封じ込められるのか」
　　（3 月 21 日、NHK）

その後、政権を挙げて対策を練り、サーズでの失敗体験を活かし、検査・隔離・治療に全力を注ぎました。特に、ドライブスルー方式による PCR 検査を生み出し、全国に 70 カ所設置し、自家用車に乗ったまま僅か 10 分で受けられる検査をとりいれ、1 日 1 万 1400 件の検査を 2 月段階で始めました。この方式は、その後、世界で採用され、戸外なので感染リスクが低いこと、手袋以外は変える必要がないこと、短時間で出来ることなどが高く評価され、賞賛されました。

　また、短時間で判定できる検査キットも開発しました。他にも、ウォークスルー方式の屋外検査所を全国に 78 カ所、一般病院での院内感染を防ぐための発熱外来を全国に 323 カ所設け、医療崩壊を起こさないようにしました。

　さらに、重症者は全国 72 カ所の感染症指定病院へ、軽症者は全国 21 カ所の生活治療センター（3400 人収容）へ収容しました。生活治療センターは風呂・トイレ完備の個室で、食事は無料で部屋の前に置かれたのを配達後受け取る形式で、人と人の接触を避けるようになっています。また、これには異論もあるでしょうが、個室の中は監視カメラがあって、運営本部から遠隔で様子を見ることが出来、異変があれば、直ぐに常駐する医師が駆けつけるようになっているそうです。

　また、韓国では、サーズの時の苦い経験に基づき、情報公開を徹底しており、感染者がどこに立ち寄っていたか、今はどこにいるかなど、すべて電子公開されており、スマホの画面で、政府と同じ情報を知りうるそうです。その結果、感染経路が不明な感染者は僅か 6％程度で、日本では東京で 72％が不明な

のと対照的です。

　韓国は、世界で評価された検査キットと検査方式を日本が求めるなら提供すると言っていますが、厚労省と政権は拒否しているようです。折角の申し出なのですから、過去の経緯に囚われず、日本国民の命を守るために、韓国からドライブスルーの方法と検査キットを融通してもらい、日本でも早期に実施すべきです。

4　北朝鮮

　北朝鮮は、３月９日現在で「国外からの来往者と接触者9930人を隔離し、38703人は隔離を解除した。我が国には、まだ伝染病は流入していない」と労働党機関誌「労働新聞」が述べているそうです。SARSの苦い経験から迅速に対応したとされています。３月９日付のNHKニュースでは平壌在住のドイツの外交官の話として、北朝鮮の国民は全員がマスクをし、今のところ特に混乱は見えないといっていました。

　一方、韓国のデイリーNKは、兵士3700人が感染し180人が１月から２月に死亡したと伝えていますが、真偽は確認されていません。北朝鮮情報に詳しい国際政治学者で静岡県立大学名誉教授の伊豆見元氏や、慶應義塾大学准教授の礒﨑敦仁氏は、感染者０は考えがたいとし、コリアレポートの辺真一氏は、平壌だけなら０はあり得ると、それぞれ出演した民放のテレビ番組で発言されています注5。

注5　BS11の「報道インサイドOUT」、テレビ朝日「大下容子ワイド！」)

いずれにしても、北朝鮮は武漢に肺炎が発生した時に、すぐに国境封鎖をしているので、一応、封じ込めはできている可能性はあります。もし、公式発表の通り、北朝鮮では感染が起きていないとすれば、強権的に国境を封鎖してしまえば、グローバル時代においても、感染を抑止できることになります。そうした方法が良いかどうかは議論があるでしょうが、もし国境封鎖で本当に感染を阻止できるなら、国民をウイルスから守るという面では、一つの選択肢として検討されるべきでしょう。

5　台湾

　台湾は、12月31日の段階で、武漢で新たな肺炎が広がっているという情報をいち早く把握し、武漢から到着する飛行機の乗客に対する空港での足止めなど、対策を早くから始めたそうです。1月16日には、感染予防対策ができあがり、マスクの需要を見込んで増産体制に乗り出したそうです。その結果、1週間におとなは3枚、子どもは5枚、必ず購入可能となりました。それは、薬局等でマスクを購入する際、全員が保有する健康保険カードに購入履歴が記録され、買いだめなどの不正が出来ないからです。

　学校も新学期を2週間ずらし、その間にオンライン授業などの対策を練り、早め早めの対応をしたそうです。校門で熱を計り、37.5℃以上は帰宅させ、また、授業前にも検温し、37.5℃以上あれば、保健室に連れて行き、親に連絡し、最近の行動履歴を確かめ、保護者に連絡し迎えに来てもらい、もし1人

でも感染者が出れば学級閉鎖、2人以上感染者が出れば学校閉鎖するよう決めました。また、オンライン授業で、ほとんど通常の学習内容を理解できるように配慮しました。ですから、台湾では、自宅にいても学習に困ることはほぼなかったようです。それで、感染が落ちついた段階で、すぐに学校を再開しましたが、スムーズに移行できたようです。

　台湾で封じ込めが成功したのは、保健行政責任者の中央感染症指揮センター（NHCC）の指揮官である陳時中氏が毎日会見し、記者の質問が尽きるまで丁寧に説明し、徹底的な情報公開を行うことで信頼を勝ち得たからだと言われています。政府が信頼できれば、政府の対処法に賛成し、民衆が積極的に協力するからです。日本では、朝日新聞の調査に拠れば57％が政府のコロナ対策を信用していません（4月28日、朝刊）。政府が信用でき来なければ、コロナ対策は、うまく行きません。それは、結局、台湾と違い、日本は情報公開が不十分で、国民が納得する形で説明できていないからです。なお、台湾は4月1日にマスク着用を義務化しました。

6　ニュージーランド

　ニュージーランドは封じ込めに成功した国の一つです。この国もアーダーン首相の国民への丁寧な説明が支持を得た（支持率88％）結果です。政府の提案が国民に受け入れられ、国民が納得して積極的に協力したため封じ込めに成功したのです。

　4月27日段階で、新規の感染者が1人までに減り、厳しい

外出禁止も緩和されました。日本とほぼ同面積の国土に人口は500万人しかなく、人口密度が低いことも感染を抑えた理由と思われますが、PCR検査も人口比で日本の13.2倍（4月12日現在）しており、感染の状況をよく把握したことが封じ込め成功に大きく結びついたのです。

　孫子の兵法の如く、「敵を知り己を知らば百戦危ふからず」ですから、ウイルスの感染状況を把握しなければ戦いようがないのです。日本では、検査を希望しても実施されないことが多く、自分や相手が陰性か陽性かも分からず疑心暗鬼で、不要な葛藤が生じているのです。

6　オーストラリア

　オーストラリアも、感染拡大を抑制できている国です。オーストラリアは、日本と同様に周囲を海で囲まれているので、水際対策に徹底的に力をいれました。まず、武漢からの帰国者は、全員タスマニア島に2週間強制隔離しました。日本では、親子連れなどの一部帰国者を自宅に直接帰してしまったのと対照的です。一時、この規制を緩めたところ、たちまち感染者が増えたので、3月29日以降、帰国者は、14日間、ホテルから外出禁止となり、3月31日以降、食料・医薬品の買い出し、病院通院、運動、家で出来ない仕事や教育以外は外出禁止としました。3人以上の集会禁止で、違反すれば罰金刑・禁固刑となります。

　また、検査数は、1万人当たり約130人で、日本の15倍以上行われています。ドライブスルー方式だけでなく、希望が

あれば家庭訪問検査もします。また、厳しい外出制限の一方、様々な支援策を打ち出しています。

　雇用労働者の半数（60万人）に対し、売上高の激減が予想される企業支援として、従業員1人につき、2週間分の賃金助成1500豪ドル（約10万円）を最長6カ月一律支給するそうです。最低6カ月はこうした事態の存続を想定しているわけで、一度きりの支援でさえなかなか届かない日本とは、危機意識が違いすぎます。なお、オーストラリアは、支配者として侵入したイギリス人の持ち込んだ感染症が、免疫のない先住民のアボリジニの大半を感染症で死滅させたという暗い歴史があるので、今回の新型コロナウイルスでは、アボリジニに対し、特別の配慮をしているようです。

7　ドイツ

　ドイツは、感染者自体は多いのですが、死亡者は、イタリア・スペイン・フランス・イギリスが2万人を超えているのに対し、6000人台です。これは、韓国のドライブスルー方式をいち早く取り入れ、PCR検査を多く実施し、早期発見、早期隔離、早期治療に努めた結果と言われています。また、サッカードイツ一部リーグのドルトムントが、本拠地の「ジグナルイドゥナ・パルク」を臨時的コロナ専用病院として提供したように、専門病院を用意したことが大きいと思われます。これは、8万人以上収容できるドイツ最大のスタジアムで、北側4階の観客席周辺スペースを「治療センター」として、治療に供して

います。日本では、オリンピック選手村を収容施設へというかけ声は出ながら、なかなか実現していません。

　もちろんドイツは、伝統的にも医療水準は高く、かつ医師数・病床数・ICUの数量が共に優れ、日本より医療状況が良いことも貢献したようです。

　なお、ドイツは、経済対策も素早く、在独日本人は、外国人であるのに、仕事がなくなった時に、オンライン申請をすると、2日後に60万円が振り込まれたそうです。また、従業員5人以下の企業には、3カ月で、1万5000ユーロ（180万円）、6人以上の企業には3万ユーロ（360万円）の支援をしたそうです。金額もスピードも優れた対応で、それが感染拡大を抑えているようです。

　なお、ドイツは州の権限が強く、外出禁止措置や解除は、すべて州の首相の権限です。中央政府は財政的支援を請け負っており、役割分担が出来ています。

8　アメリカ

　アメリカは当初、武漢で新型コロナウイルスによる肺炎が流行し出すと、すぐに中国からの渡航者受け入れを停止し、武漢からの帰国者は陸軍の施設で厳重に隔離し、発症者を出さなかたったので、CDC（アメリカ疾病予防管理センター）があるから、完全な防御態勢が出来ていると、日本のマスコミは讃え、日本にもCDCを創るべきだという意見がジャーナリズムを賑わしました。

　しかしそのうち、感染者が急増し死者も出始めると、掌を返すように、CDCがすべてを自らが牛耳ろうとして、失敗したと非難を始めました。最初は「大したことはない」と楽観視していたトランプ大統領も慌てだし、朝鮮戦争の時に作られた国防生産法によってGMに人工呼吸器を製造させるなどの対策に乗り出しました。また、2兆ドル（220兆円）もの経済的損失への補償を発表し、既に国民の手に渡り、更に追加支援も検討しています。トランプ氏は実行力のある人ですが、ブレーンも優れた人がたくさん付いているようです。

　そのアメリカは、3月13日に国家非常事態宣言を出し、検査や治療態勢の拡充に500億ドル（5兆5000億円）の連邦予算を使えるようにしました。強制力が伴う自宅待機命令は各州政府の権限である点が、中央集権国家日本との大きな違いです。41州では出されましたが、残りの9州は通常のままです。自宅待機命令は強制ですから、違反者は禁固刑と罰金刑を受けます。その代わり、休業補償するのが、アメリカのやり方で、多くの先進国も同様です。休業は要請だからといって補償をしない日本は特異な国で、休業をすれば生活費がなくなり、生活のために営業を続ければ嫌がらせを受けることもあり、本当に困っている人が救済されない点に問題があります。

　3月26日の朝日放送のニュースでは、米国はトランプ大統領が検査費用を無料にした時から、感染者（正確には感染確認者）が劇的に増え、死亡数も激増したということです。

　なお、アメリカの感染で問題なのは、人種的な問題が絡んでいる点です。ジョンズ・ホプキンス大学医学部教授のリサ・

A・クーパー博士は、新型コロナウイルスが、黒人やヒスパニックなどのマイノリティーに、より深刻な影響を与えていると指摘しています。それは、経済的に貧しいために、食事内容が良くなく、慢性疾患が多いこと、社会的経済的地位が低いため、車を持てず、日常の買い物を頻繁に行うため、公共交通機関に頼らざるを得ないこと、健康保険に入れず、医療の恩恵を受けられないこと、小さなアパートに密集して住んでいること、テレワークを認めない低賃金で一時的な仕事をせざるを得ないため、仕事で感染する危険が多いこと、さらには、言語的・教育的障害で、現在の状況を正しく理解できていないことなどが挙げられると指摘しました注6。

　また、マサチューセッツ工科大医師ハリス教授も、「ニューヨークの中心部・マンハッタンでは、地下鉄の利用客は急速に減り、平日でも90％以上減少したのに対し、所得が低い層が住むブロンクス、クイーンズ地区では70％から80％の減少にとどまりました。これらの地区では感染率が高く、感染者増加のスピードも速いこと、また、路線が通る場所と感染拡大地域が連動していることなどの分析から、地下鉄が感染拡大の大きな要因だった」と結論付けました注7。

　アメリカでは、経済格差が大きく、地下鉄は、所得が比較的低い層ほど利用が多く、その結果、「三密」の地下鉄の利用

注6　https://www.jhsph.edu/covid-19/articles/how-health-disparities-are-shaping-the-impact-of-covid-19.html
注7　Harris JE. The Subways Seeded the Massive Coronavirus Epidemic in New York City. *National Bureau of Economic Research Working Paper 27021*, Updated April 24, 2020.

を通して、低所得者層に新型コロナウイルスの感染が拡大した
ことになります。アメリカでは、日本と違い、地下鉄は貧者の
乗り物と言う意味合いもあるのであって、「経済的格差」「人種
問題」との関わりが、改めて浮き彫りになりました。

9　オランダ

　オランダも、感染確認者数は多い国です。一時、医療が切
迫し、人工呼吸器が不足した時、65歳以上の感染者は、人工
呼吸器による治療を行わず、若い感染者に治療に専念するとい
う方針を打ち出したことがありました。それに対して、65歳
以上の感染者から、自分も治療を受ける権利があるとして、論
争が起きました。さらに、世界でも数少ない尊厳死を認めた国
ですので、逆に自分は人工呼吸による延命治療は受けないと言
う人まで出て来ました。命の選別の問題が先鋭化したのです。
これは、感染爆発や医療崩壊が起きたイタリアやアメリカでも
問われた問題ですが、感染者や医師だけの問題ではなく、倫理
学・哲学・文学など、命とは何か、どうあるべきかという人
生の根本問題としての議論が必要です。

10　イスラエル

　3月26日、NHKのニュースでイスラエルは徹底した検査で
死亡数を抑えることが出来たと報道していました。イスラエル
の感染確認者数は2500余ですが、死者はたったの5人だとい

うことで、韓国からドライブスルー方式を取り入れたり、イスラエルの諜報組織が検査機器を持ち込んだりした成果だということです。検査を広範に行うことで、感染者を確認でき、早期の隔離・治療で死亡者を減らせるという良い例です。

11　ブラジル

　ブラジルは強権のボルソナーロ大統領が批判されることが多い国ですが、国境での管理は厳重にしており、また、国民に対しても、日本円で1万円をすぐに支払い、貧困層の支持を得ているようです。スマホで納税者番号を打ち込めば、直ぐに銀行口座に振り込まれたそうで、ドイツなどと同じ即決方式です。経済を重視し、休業はせず、国民には常と変わらない経済活動を求めています。

　スウェーデンなどと同じく、感染者が一定数に達すれば自然と集団免疫ができて、感染が終息するという考えです。スペイン風邪も、結局は集団免疫で終息したので、一つの方法であることは確かです。ただ、ブラジルもスウェーデンも周辺国に比べて死亡者数が多いことが、国内外から批判されています。WHOは、集団免疫は、新型コロナウイルスに対して有効かどうかまだ分からないとしています。

　ブラジルでは、貧困地帯（ファヴェーラ）に住む1300万人に特に感染者が多い点も問題となっています。また、南半球は今まで夏から秋で気候は良かったのですが、今後冬を迎える点が少し心配です。他の南米諸国も同様です。

12　アフリカ諸国

　アフリカ諸国は、医療水準が低いことが懸念されると WHO は再三警告しています。都市部は 1000 万人を超える大都市も沢山ありますが、多くはスラム街を抱えていて、出生率も高いので、衛生的と言えない環境に密集して生活している人々が少なくありません。今のところ、大きな感染爆発は起こしていないようですが、人口当たりの医師の数も少なく、まして ICU などの数は少なく、感染爆発が起これば対応は困難なようです。

　まして地方は医療体制が不備で、感染が始まると外国から来てボランティアで活動していた人々が帰国してしまったと、残った日本人の方が嘆く姿も報道されました。満足な飲料水もなく、簡易水道を作り、手を洗う習慣から教えているとありました。

　南アフリカでは、コロナで仕事を失った人たちが食料品店を襲い、食べ物を略奪したり、火を付けたりする事件も起きています。貧富の差が大きく、特に貧困地帯での医療事情の悪さが深刻です。感染拡大を防ぐためにも、医薬品や医療機器だけでなく、食料確保のためにも、国際的な援助が必要です。

　なお、アフリカはヨーロッパに比べて、死者数では比較的少ない点も注目されています[注8]。なお、WHO はその理由をアフリカは 25 歳以下が六割を占めるからだとしています（141 頁の世界図参照）。

注8　2020 年 5 月 24 日　TBS テレビ

第五節　今後の予測

　中国はほぼ封じ込めに成功しました。韓国も、徹底的な検査で感染者を見つけ、隔離・治療を行ったので、収束に向かっています。台湾やベトナム、タイも、感染をおさえ込んでいます。

　日本は、最初から方法が間違っており、検査をほとんどしていないので、実際の感染状況を把握できず、疫学的・経済的対策も信じられないほど遅くて不十分なので、なかなか終息に向かわないでしょう。「休業要請だから補償はしない」という日本政府の方針は、「休業に対して補償を行う」諸外国の方針とは差がありすぎ、困っている企業や人を救おうとする姿勢が見られません。休業要請に従わない企業（パチンコ店など）の名を公表すると脅していますが、「要請」は「強制力を持ちません」。また、営業を続けるのは、従業員の給料を払わなければならないという切迫した事情があるのですから、法律的に止めることはできません。生きていくことすら困難な人も大勢います。

　逆に、「休業するなら」「補償を行う」という方針であれば、どんな職種でも、休業に応ずるでしょう。お金を出すことを惜しんで、不徹底な政策を続けているのは賢明とは思われません。

　この日本政府の対応を賞賛する次のような文章もあります。

　新型コロナウイルスの緊急事態宣言に関し、我が国と各国との大きな違いは監視や罰則などの強制力の有無であろう。経

済活動への悪影響に出来る限り配慮して都市封鎖は行わず、外出制限はあくまで自粛要請とするなど、よりマイルドな手法を採る日本型の危機対応は、海外からも注目を浴びている。我々には、東日本大震災においても輪番停電などの不自由を甘受し、暴動や略奪行為もなく乗り切った実績がある。この経験は日本社会の貴重な財産であり、今回も強権発動に頼らずにウイルスを封じ込めるかは、日本人のモラルの高さが試されている。この関連で、ウイルスの感染予防に行動経済学の「ナッジ理論」が有効とする意見が識者から出始めている。ある行動を人々に選択するよう求める際に、強制するのではなく、かと言って自主性に任せるのでもなく、さりげなく働きかけることで気づいてもらい、自分の意志で行動するよう導く手法である。（中略）今回の外出自粛でも、単に「感染リスクがあるから外出を控えて」とするのではなく、「軽率なふるまいが大切な人の命を脅かしかねません」という訴え方がされているのは、この理論にかなったものといえる。周囲への配慮や同調を大事にする日本人の国民性からは、強制よりも気づきを促す理論がなじみやすいように思われる。日本型危機対応の成功を祈りたい。」（朝日新聞、経済気象台、4月23日）。

　「周囲への配慮や同調を大事にする日本人の国民性」とありますが、大事にしているのではなく、周囲からの圧力で「同調」を強要させられているのではないでしょうか。嫌なことでも「同調」してしまうのは、「同調」しないことで、周囲から受ける差別や嫌がらせが酷くて、それくらいならと我慢してし

まうからです。けっして、日本人のモラルが高いからとは思われません。

　「東日本大震災においても輪番停電などの不自由を甘受し」とありますが、輪番制といいながら、実際には東京都は一度も停電に成らず、周辺の県のみが輪番で停電させられたのです。「輪番制」というといかにも平等で、みなが平等に不便を分け合うように聞こえますが、最初から都民は不便を受けないよう配慮されていたのです。「経済活動への悪影響に出来る限り配慮して……あくまで自粛要請とする」という手法を礼賛していますが、「あくまで自粛要請」と言いながら、「同調圧力」で、実際は強制する手法が恐ろしいのです。「自粛要請」だから、「それによる損失は補償しない」ことが前提にあり、金の掛からない狡猾ともいえる政策を生み出したのです。日本人は、強制しなくても、「同調圧力があるから、要請だけで動いてくれるだろう」。しかし、「あくまで要請だから補償はしないよ、勝手になんとかしろ」と言うわけで、よく考えれば恐ろしい政策です。それなのに、この冷酷な「日本型危機対応」を礼賛するのは驚きです。

　それでも、イタリア・スペイン・イギリス・アメリカのような爆発的な感染拡大・死亡者の増加が起きていないのは、マスクを多くの人が着用していること、国民の衛生意識が比較的に高いこと、一人暮らしの人が多く、イタリアのような親密な人間関係は余り存在しないこと、BCG接種の影響で守られている可能性があること、本書下巻で仮説として提示する感染症に強い遺伝子を持つ人が多いこと、などが関わっている可能性があります。いずれにしても、日本は終息するまで相当の時間

が掛かるでしょう。

　CDC やミネソタ大学は、今年の冬に、現在よりも酷い状況の感染の第二波が起こりうる可能性を指摘して、注意を呼びかけています。それまでにワクチンなどが出来ているかどうかは微妙で、場合によっては更に長引いて、来年のオリンピック開催も厳しくなるでしょう。また、世界経済が疲弊して、たち直るには相当の時間を要するでしょう。日本は特に深刻で、政府の政策が今のままなら、企業の倒産は天文学的数字に達し、経済活動は停滞し、GDP の順位も４位のドイツと入れ替わるかも知れません。

　また、特に心配されるのは、食料の問題で、先進国の中でも自給率が極めて低い日本は、経済の停滞による世界的な食糧不足の中で、欲しい食料が手に入らなくなり、食糧危機に陥る可能性もあります。国連世界食糧計画（WFP）は、４月 21 日段階での推計で、今年は２億 6500 万人の食料入手が困難になると予測していますが、サバクトビバッタの大量発生による作物被害で状況はさらに深刻になる恐れがあります。それでなくても、世界人口はアフリカを中心に爆発的に増えており、お金を出せば何でも手に入った時代は遠い昔になりました。これを機会に、日本は現在 30％台しかない食料の自給率向上を真剣に考えるべきです。

　なお、長崎大学熱帯医学研究所の山本太郎教授は、朝日新聞の取材に対して次のように答えています注9。

注9　朝日新聞３月 11 日（水）文化・文芸欄「感染症と社会　目指すべきは共存」より）

「多くの感染症は人類の間に広がるにつれて、潜伏期間が長期化し、弱毒化する傾向があります。病原体のウイルスや細菌にとって人間は大切な宿主。宿主の死は自らの死を意味する。病原体の方でも人間との共生を目指す方向に進化していくのです。感染症については撲滅よりも『共生』『共存』を目指す方が望ましいと信じます」(中略)

　——最終的にウイルスが広がるのを防げないのであれば、感染拡大を防ぐ努力は無意味ではないですか。

　「それは違います。第一に、感染が広がりつつある現時点では、徹底した感染防止策をとることで、病気の広がる速度を遅くできます。さらに言えば、病原体の弱毒化効果も期待できる。新たな宿主を見つけづらい状況では『宿主を大切にする』弱毒の病原体が有利になるからです。集団内で一定以上の割合の人が免疫を獲得すれば流行は終わる。今、めざすべきことは、被害を最小限に抑えつつ、私たち人類が集団としての免疫を獲得することです」

　山本教授の指摘は正しいと思われます。イギリスは最初、一定の割合が免疫をもてば流行は終わるとして、特に感染防止策を取らなかったため、死者が多数出て、国民から批判を受け、方針を転換しました。これは、ウイルスが弱毒化していない段階で、ウイルスの跳梁を許したために起きた間違いと言えます。

　現在は、まだ感染の初期で、弱毒化には時間が掛かるし、山本教授も指定するように、「逆に強毒化する可能性も否定で

きない」とも言えます。今でさえ、多数の死者が世界中で発生
しているのに、もし強毒化したら、それこそ恐怖となるでしょ
う。ですから、今は、感染防止に努めるときです。最終的には、
「長期的には風邪のようなありふれた病気の一つになっていく」
ことを強く期待しますが、1年2年では無理ではないでしょう
か。長期的覚悟が必要と思われます。

第六章　新型コロナ感染の世界史的意義

スペイン風邪以来の強力なウイルスによる感染症の拡大。また、世界大恐慌以来の経済的損失。第二次世界大戦以来の戦後最大の地球規模の危機が、今回の新型コロナウイルスによる惨禍です。このウイルスが世界に与えた衝撃は極めて大きく、その意味を十分に検討する必要があります。

第一節　なぜ僅か２カ月で、世界中に感染が拡大したのか

　これには大きく二つの理由があります。一つは、ウイルスが無症状感染で広まり、さらにエアロゾル感染（空気感染と言っても良い）であることを十分認識せず、手洗いの励行などばかり勧めて、マスクの着用を奨励しなかったことです。そのため、通常の会話から将棋倒し的に感染が拡大してしまったこと。つまり新型ウイルス対策を誤ったためにパンデミックが起きたのです。

　二つ目は、交通の発達で極めて短時間に世界の隅々まで感染が広がったこと。今回、クルーズ船も感染源となりましたが、飛行機が１日のうちに地球の裏側までウイルスを運んでしまう時代に於いて、そのとてつもないスピードが感染の原動力となったことは否定できません。

　水際作戦は、もし発表通りであれば、北朝鮮では成功したことになりますが、他の国では尽く失敗しました。今回の新型コロナウイルスでは、現在の各国の入国管理事務所の検疫システムでは、どこの国もウイルスの入国を阻止できなかったということです。

第二節　政府の情報や対策が信頼できず 先を見通せない不安が、怒りや失望を増幅

　新型コロナウイルスでは、世界の多くの国々で、外出禁止、外出自粛の措置が取られました。そのためにストレスが強まり、家庭内暴力が多発しています。これは世界的傾向です。特に夫の妻に対するDV、親の子供に対する暴力的発言や行為が酷いようです。結局、閉塞状態が長く続くと、いつまでこうした状態が続くか分からない不安や、経済状態の悪化によって、生活を維持できるか心配になって、不安が怒りへと変わるのです。

　本来ならまともな対策を取らない政治家への怒りになるべきですが、政治権力の力が強すぎて、戦えば自分が倒されると分かるので、自分よりも弱い相手である妻や子供に、怒りの矛先が向いてしまうのです。また、こうした不安や怒りが自分自身に向いてしまう人もいます。本来、自分自身には全く責任も失敗もないのに、うまくいかないことの責任を自分自身に求めてしまって鬱状態になることです。「コロナうつ」と言う言葉が流行るほど深刻な状況にあると思われます。

　この対策のためには、政府がウイルスに対する正しい情報を開示し、何をすべきかを正確に示めさなければなりませんが、多くの国で、情報が政府に都合が良いように操作されて正確に開示されていないようです。正しい情報が無いために、正しい判断が出来ずに、より不安が高まるのです。

　一例を挙げれば、再三言及するように、新型コロナウイル

スはエアロゾル感染（空気感染）が主な感染経路です。それな
のに、それを言うと国民がパニックを起こすという理由で、咳
やくしゃみによる飛沫感染、ドアノブや手すりを触ることから
の接触感染ばかりを強調し、手洗いの励行など直接の防御にな
らないことばかり推奨してきたのです。その間に、マスクをし
ない無症状感染者がウイルスを含むエアロゾルを大量にまき散
らし、同じくマスクをしない人へ、次々と感染していったので
す。

　それでも、検査がきちんと行われ、感染をしているかどう
かを、すぐに判定できれば、人々の不安も薄らぐでしょうが、
日本は、例えば東京では、希望者の2.3％しか検査が行われて
おらず、世界でも極端に低い検査率なので、人々の不安は高ま
るばかりです。

　また、経済の落ち込みに伴う生活保障や企業支援も、日本
の場合、諸外国に比べあまりに対策が遅く、人々の救済につな
がっていません。ドイツでは申請して2日で、銀行口座に現金
が振り込まれる迅速な対応がなされていますが、日本では、早
くて1カ月、遅ければ数カ月掛かると言われています。このス
ピードの差は一体何なのでしょう。

　一つは、こうした緊急事態にもかかわらず、普段と変わら
ない面倒な申請方法を取り、山ほどの書類を用意しなければな
らず、受理した行政機関が馬鹿丁寧に審査し、条件が合う者の
みに送金するというような信じられないシステムを採用してい
ることが挙げられます。

　企業支援も、日本のような遅さでは、届く前に倒産してし

まっている恐れがあります。支援を求める人は今現在必要としているのですから、とにかく申請があれば、すぐに銀行口座に振り込むべきで、審査は後回しにすべきです。もし、酷い不正があれば、後から没収することもできるはずです。順序を間違えています。融通を利かせ早く援助しなければ助かる者も助からず、遅くなればなるほど事態は悪化して、却って多くの援助が必要となるのです。

　なお、要請だから強制力は無く、補償は不要だという政府の論理は誤りです。日本は同調圧力が強い国なので、要請でもほとんどの企業や人物は従ってしまいます。他の国の強制力や罰金のある政策と実質的には同じ効力を持つのですから、政府が補償するのは当然です。要請だから補償しないという日本政府の狡猾な政策が国民を苦しめているのです。各自治体では、個別な補償をしているところもありますが、これでは、自治体の経済力の差が露骨に現れて、同じ日本国民であるのに、同様な補償を受けられないことになり、不公平です。あくまで国が全国一律に補償すべきです。

　なお、ドイツでは、ドイツで働く外国人にもドイツ国民と同様の補償をしています。日本国籍でなくても、日本に一定期間居住し、日本のために働いている外国人にもドイツ同様補償すべきです。大学生への支援も、日本人は成績を考慮しないのに、留学生は成績上位のみというのは差別です。

第三節　大都市への過度の集中が惨禍をもたらした

　今回の新型コロナウイルスの惨禍は、大都市を中心にして起こっています。発生源の武漢自体が人口1100万人の大都市ですが、日本でも東京の感染確認者が最も多く、大阪が続きます。アメリカでもニューヨークを中心に感染が起こりました。これは、大都市が人口過密状態にあって、こうした人々が密集し密接して過ごす空間、さらには、地下鉄や大規模なビルなど、密閉空間が多い場所では、エアロゾル感染が起きやすく、惨禍を増幅させたという判断ができます。

　こうした大都市は、企業や商店、施設、官庁などが密集し、危険なウイルスがなければ極めて便利な空間ですが、逆に、恐ろしいウイルスが蔓延するとこの上なく危険な空間に変質します。冷暖房の効率化のために密閉度の高い建築物を乱立させたことが却ってあだに成るのです。

　つまり、大都市は、こうした危険なウイルスに対して極めて脆弱な構造を持つことが改めて明らかになったのです。今回のウイルスは、どれだけ掛かるか不明ですが、いずれ終息するでしょう。しかし、今後、第二、第三の恐ろしいウイルスが来襲しないという保証はありません。こうした大都市のあり方を、もう一度検証すべき良い機会になると思います。

第四節　効率一辺倒の社会構造の危険性が
浮き彫りにされた

　世界中で、企業の利益追求が加速すると、少しでも無駄を省いて効率を高めるということばかり強調されて、企業の目から見て儲からない組織、例えば、ローカル線、バス等の交通機関、保健所・地方の公立病院等の検査・医療機関、教育機関、文化施設、体育施設、図書館などは、行政改革の対象となり、切り捨てられました。存続したところも、自主的に儲けることを強要され、赤字になれば、税金の無駄使いとされ、廃止などの憂き目に遭いました。

　企業も無駄を省くという理由で在庫を極力減らすことに努力し、いかに効率的に操業するかどうかに腐心してきました。そして少しでも安い部品を手に入れようと躍起になり、相対的に日本より低賃金であった周辺諸国、特に中国にそれを求め、欧米諸国も同様な目的で中国に進出し、中国が世界の工場となりました。ところが、今回のコロナ騒ぎで、中国自体が都市封鎖を行い、工場も操業を停止し、日本や各国は部品が入らなくなり、在庫はもともとほとんど無い態勢なので、操業停止に追い込まれたのです。効率一辺倒の社会がしっぺ返しを受けたのです。

　それは医療現場も同様でした。イタリアは、財政事情悪化を理由にEU諸国から、病院の廃止・医師の削減を求められ、やむを得なく応じました。しかしながら、それでも、人口当た

りの医師の数やICU（集中治療室）の数は、イタリアの方が日本より遙かに多いのです。

その日本で、今、医療崩壊の危機が迫っています。医師や病院・保健所等を極力減らし、最低限の人数で効率的に経営しようとした方針が、こうした緊急事態の対応に適応できないのです。厚生労働省は、公立・公的病院を統廃合し、病床も減らし効率的に経営するよう通達を出していますが、そんなことをすれば平時でもぎりぎりなのに、こうした緊急事態にはさらに対応できなくなることが明らかとなりました。効率一辺倒の政策がいかに危険であるかが明白になったのですから、すぐに撤回すべきです。保健所も、1993年には全国に848カ所あったものが、効率一辺倒の行政改革で現在は469カ所しか有りません。その上、PCR検査の実施を判断する「帰国者・接触者相談センター」は、各保健所の中に設けられ、少ない職員で対応に追われて、パンク寸前です。

福島原発の時もそうですが、危機や想定外の事態を無視した効率ばかりの政策がいかに危険かと言うことです。

「無用の用」という諺がありますが、一見無駄のように思われることが、実際は社会にとってかけがえのない存在であることはよくあるものです。今回の新型コロナウイルスの教訓から、効率一辺倒の社会を見直すことが求められています。

第五節　テレワーク・遠隔会議・遠隔授業等の普及が
働き方・住み方・学び方を変える

　今回、世界中で外出禁止や外出自粛が求められ、テレワーク・遠隔会議・遠隔授業等が思いがけず普及しました。やむを得ない措置から生まれたとは言え、感染予防のための有効な手段であることは間違い有りません。これは、緊急事態だからそうなったので、今後、事態が終息すれば元通りになるという見方も当然あるでしょう。しかし、遠隔会議などは、今までも行われてきましたが、空間を超越して世界中の人々が同じ課題に向かい合えると言うことは素晴らしいことです。

　政治の世界でも、G7やG20の会議が遠隔会議で行われました。今後、これが契機となって、遠隔会議は様々な場面で急速に普及するものと推測されます。イギリスでは、イギリス議会の審議を700年の歴史の中ではじめて、議会に入れる人数を50人に制限し、残りの議員は自宅等からの遠隔参加に変えました。採決も遠隔で出来るようにする計画のようです。

　今後、遠隔議会の流れは、他の国にも広がるでしょう。そして、このことは、代議員制という間接民主主義でいつまでも良いのかという新たな問題を提起しているようにも思われます。つまり、採決が、ネット環境の発達で、自宅でもどこでも出来るようになれば、ある法案の採決も議員だけに任せるのではなく、国民1人1人が参加して遠隔から意思表示が出来るようになります。少し気が早いですが、直接民主主義への道が開け

るのではないかと考えます。

　今まで、各国の首脳が話し合おうとすれば、随員や報道関係者を含めて多くの人員を運搬するための航空機が必要でした。「飛び恥」という言葉があるように、航空機は多大のエネルギーを消費し、二酸化炭素を排出し、地球温暖化に悪影響をもたらします。遠隔会議では、そうした準備は不要になり、地球温暖化阻止に協力できるのです。学会も、研究発表は自宅や所属する研究機関から行い、質疑応答もオンラインで行い、懇親会はオンライン飲み会で行うという形も出てくる気がします。もちろん鉄道・バス・航空業界や、ホテル業界、飲食業界などは困るでしょうが、実空間で行う場合とバーチャルな世界で行う場合のメリット・デメリットを慎重に検討すべきです。

　テレワークも同様で、もし通勤しなくても仕事が出来るなら、テレワークに切り替えるべきです。自家用車や満員電車に乗らなくても済むようになりますし、通勤の無駄がなくなります。電車もテレワークでは無理な人だけが利用するなら、満員電車から解放されて、もっとゆったりと人間らしい形で通勤できます。痴漢などの被害も激減するでしょう。まさに働き方改革です。それにテレワークなら、会社の近くに住む必要がなくなるので、地方出身の人は、地元に帰って、父母の面倒を見ながら仕事をすることも可能となります。都市人口が減って、都市と地方の人口バランスが取れた社会になる可能性もあります。オンライン結婚式が福岡で行われたのを NHK で報道していましたが、新婦はベトナムの方で、ベトナムの親族がオンライン参加していたのには、新しい可能性を感じました。

教育は、教師と児童・生徒・学生の人間関係が重要で、子供達同士の直接のふれあいも欠かせないので、遠隔授業には向かない面もあります。ただ、今後、コロナが収まった段階で、通常の授業に戻っても、今回のような不測の事態に備え、遠隔授業の準備は進めておくべきです。また、地球温暖化の影響で、7月でも35℃を超すような暑さが珍しくなくなりました。そうした通常の通学や授業に危険が伴う事態になった時には、教育委員会や学校長の判断で、通学を禁止すると共に、家庭に留まり遠隔授業を受けられるようにすべきです。そのためには、義務教育無償の理念に則り、すべての家庭に遠隔授業が受けられる設備を設置すべきです。是は、国が責任を持って行うべきです。高校無償化の時代ですから、高校生までは、最低限、そうした設備を国が保証すべきです。国籍が日本でなくても、日本に居住し税金や保険料を払っている外国人にも同じ対応をすべきです。

　そして遠隔授業でも出席を確認し、授業日数に入れて、補習などを行わないようにすべきです。

　今回のウイルスは、人々を恐怖に陥れましたが、落ち着いて考えれば、満員電車に揺られて毎日疲れ切って大都市へ通勤・通学するという生き方が間違っていたのかも知れません。もっと緑豊かな土地に住んで、自然と親しみ、ゆったりと過ごす方が、より豊かな人生を送れる可能性があると思います。

第六節　未曾有な危機にこそ、偏見を捨てて協力しあう
べき。地球人としての共通意識が重要

　今回のウイルスの発生源はよく分かりません。アメリカは、武漢のBSL4施設からの漏洩ではないかと4月16日、トランプ大統領が述べました。しかし、中国政府はそれを否定し、アメリカ軍が武漢に持ち込んだものだとしています。米中の両超大国の対立は、新型コロナウイルスを通して先鋭化しています。両国は、さらに、台湾とWHOを巻き込み、台湾がWHOのテドロス事務局長に対し、人種的差別発言したと非難し、台湾は、陳総統が、言われ無き差別に苦しんできた台湾がそんなことをするはずはないと反論し、米国は中国の陰謀だとして、中国を非難し、非難の応酬が続いています。さらに、アメリカは、WHOが中国寄りだとして、WHOの拠出金を一時凍結すると言い出しました。

　WHOに問題があるにしても、現在、世界が、新型コロナウイルスと戦っている最中に、その先頭に立つWHOへの拠出金を減らすなどと言うのは間違った方針です。いろいろ立場の違いはあっても、今こそ世界中が協力しあって、共通の敵と戦うべき時です。そのためには、いったん国籍を離れて地球人という意識を持つべきです。地球人同士が仲間割れしている暇はありません。

　あらゆる偏見や差別を乗り越えて協力し合うべきです。グローバル時代は、国境があってないようなもので、ウイルスは、

国境を無視して蔓延します。過去の様々ないきさつは有っても、今重要なことは、ウイルスに対抗するにはどうすべきか、世界中の人が情報を共有し、智恵を出し合って、問題を解決していくことです。そして、地球人として協力すれば、いつかこのウイルスも終息し、安心して暮らせる時が来ると信じて、希望を失わないことです。

上巻あとがき

　産みの苦しみを嫌と言うほど感じた３カ月でした。コロナ
による外出自粛要請など、思いもしなかった事態に遭遇し、ま
まならなかった上に、今回のテーマが余りにビビッドで、情報
が時々刻々更新され、昨日書いたことを今日は訂正しなくては
ならないほど、新たなニュースに振り回された日々でもありま
した。２月から構想し、３月末には書き上げていたのですが、
改訂に次ぐ改訂で、時間が経つにつれ、以前書いた原稿を訂正
しなくてはならなくなり、新聞記者などの時間に追われる人た
ちの苦しみが少し分かった気もしました。それでも、本書で主
張したいことは一貫しており、当初から変わっておりません。
特に主張したいことは、次の諸点です。

　キーワードは、エアロゾル感染（空気感染）、マスク、PCR
検査、コロナ専門病院の四つです。特に接触感染が重視され、
手洗いが奨励されましたが、空気中にウイルスが浮遊している
のですから、マスクで予防することが最善の方法です。無症状
感染者が発症２～３日前に出すウイルスが最も多量で危険な
訳ですから、高熱などの症状が出る前に発見して、治療してい
ただくのが一番です。

　そのためには、無症状感染者を探し出すためにPCR検査を
国民全員に実施すべきです。無症状感染者を見つけ出したら、

専門の病院に入っていただく必要があります。家庭療養では家庭内感染が起こり、一般病院への入院では院内感染が起こる恐れがあるからです。中国は僅か10日で専門病院を造りましたが、あれから3カ月、日本では一部を除いてその動きがほとんどないのが誠に残念です。日本人の多くは感染を恐れ、コロナ以外の病気の人が病院へ行かなくなり、病院経営が危ういと言う話まで出てきました。子供に接種すべき予防注射も親が感染を恐れて受けさせなければ、その子は将来、大きな感染リスクを背負います。

　だからこそ、日本全国にコロナ専門病院や発熱専門外来を設置し、心配な人はすべて専門病院で検査・診察・治療・入院を受け付けるようにして、一般病院や医院での受診を拒否すべきだったのです。そうすれば、一般病院等での院内感染は大幅に減少し、コロナ以外の病気の診察・治療に専念できたはずで、経営問題も起きずに済んだでしょう。専門病院は、全国に1700もある廃校等を再利用するとか、様々な方法があるはずです。

　また下巻でも次の1から6について論じていますので、是非引き続きご愛読賜れば幸いです。

　1　PCR検査の全国民への実施で、学校・企業・スポーツ・芸能等あらゆる活動が正常化でき、経済も回復に向かうこと。

　2　東アジアでの感染確認者と死亡者が、欧米諸国に比べ、相対的に少ない理由を考察すること。

　3　換気を良くし、環境を改善する積極的な方法の提言。

4　国民生活の保護・弱者救済・企業救済などのための経済的・法律的提言。

5　学校教育での感染防止対策、オンライン授業・9月入学の是非等への提言。

6　デマ・中傷・偏見・差別等を乗り越え、地球全体の問題として向き合うことの提言。

なお、なんで医者やウイルスの専門家でないのに、こうした内容の書物を書くのか、疑問に思われる方もあるでしょう。

次の様にお答えしたいと思います。私は、24歳の時、丹後の海で溺れて意識を失い、海中を漂いました。たまたま溺れる瞬間を目撃した大学生2人が海に飛び込んで引き上げてくれました。さらに、偶然そこを通り掛かった海難救助員が砂浜に横たわった私に人工呼吸を施してくださいました。意識が戻っても周りを囲む足しか見えず、そのうち、ジープに乗せられ、病院に運ばれたのですが、何をしているか理解出来ず、病院に到着する直前に、やっと自分が溺れて救助されたのだと分かりました。その後、酸素テントに入れられ、お医者さんや看護婦（当時はそう呼ばれました）さん達の懸命な治療を受け、10日間の入院で、九死に一生を得ました。

その時、母から「お前は、これだけ多くの人にお世話になって命を救われたのだから、これからは、人のために尽くしなさい」と言われ、それがその後の私の人生の指針となりました。命のあることのありがたさ、命の尊さを心底認識しました。それで、命に危険をもたらすような行為には、それを止めさせな

ければならないと強く考えるようになりました。

　雲仙普賢岳の噴火の時に、長崎大学では、麓の研修所に学生を引率する研修があったのですが、教授会で危険だから止めるように主張しました。それでも強行されて引率せざるをえなかったのですが、宿泊当日に麓の人が火砕流に巻き込まれ亡くなりました。翌年から中止されたのですが、危険なものは危険だと言うことを改めて感じました。

　長崎大学のBSL4施設建設に当たっても、何よりも、周辺住民や研究者自身の安全こそ最優先されるべきだという考えから、安全管理に対して疑義を呈した次第です。

　今回、新型コロナウイルス問題では、政府の対応があまりにも遅く、PCR検査を望んでも受けられず、志村けんさん、岡江久美子さん、勝武士さんなどの有名人も自宅等で待機している内に病状が悪化して尊い命を失いました。給付金も、年金口座に振り込むとか、国民皆保険の国ですから、保険証番号と銀行口座をオンラインで申請すれば、すぐに給付できたはずなのに、２カ月以上経っても、ほとんどの人にはまだ入金されていません。助成金も余りの遅さと額の少なさで、僅かの助成金が２カ月以上経って届く頃には、店はなくなっている恐れもあります。新型コロナの感染症対策は、どう考えても適切に執行されているとは思われませんでした。つまり、日本政府の対策では、助かる命も助からないとしか思えませんでした。

　そうした中で、１人でも多くの命を救うために、自分で何か出来ないかと考え、バイオハザードという観点から今までウイルスに関して自ら調べたことを少しでも役立てたいと思い、

研究会の人たちと話し合い、熟慮した結果が今回の出版でした。命の大切さを思えば、1人の研究者として、この事態を看過できないと思ったからです。新型コロナの問題は、医師や政治家だけの問題ではなく、国民すべて、世界中の人すべての問題です。自分自身の問題でもあるのですから、それぞれの立場で、どしどし発言すべきだと考えます。

　出版にあたっては、緑風出版の高須次郎様から、内容・形式について、多くの助言を頂きました。感染症の研究者の新井秀雄様からは、内容面で多くのご指摘を受け、訂正できました。お二人には、厚く御礼申し上げます。

　戸田先生とのメールでのやりとりでも、お互いに気づきを述べ合いました。

　まだまだ不十分な中身とは存じますが、取り敢えず、言いたいことはかなり盛り込めたと思います。新型コロナに苦しむ人々に本書が少しでもお役に立てれば望外の幸せです。

　2020 年 5 月 27 日

　　　　　　　　　　　　　　　　　勝俣　隆

[著者略歴]

長崎大学バイオハザード予防研究会（ながさきだいがくばいおはざーどよぼうけんきゅうかい）

　長崎大学の BSL4 施設が長崎市内の住宅密集地に建設が計画されたことに疑問を持ち、住民と研究者・学生・教職員の安全を守るために学内の有志教員が学部縦断的に組織した会。随時話し合いを持ち、公開質問状・反対声明・講演・説明会等を実施してきた。休眠状態にあったが、今回、コロナ問題が命に関わる問題なので、意見表明を行うことにした。

勝俣　隆（かつまた　たかし）

　1952 年生まれ。長崎大学名誉教授（国文学）。博士（文学）。
　専門は日本の古典文学だが、自然科学にも関心があり、天文学的知識を利用して古事記・日本書紀の神話を星座神話として解釈する等の研究がある。著書に『星座で読み解く日本神話』（大修館書店、2000）、『異郷訪問譚・来訪譚の研究』（和泉書院、2009）ほか。

戸田　清（とだ　きよし）

　1956 年生まれ。長崎大学教員（環境社会学、環境思想、平和学）。博士（社会学）。獣医師（資格）。著書に『核発電の便利神話』（長崎文献社 2017）、『人はなぜ戦争をするのか』（法律文化社 2019）ほか。

[執筆分担]

　　第一章　戸田清、勝俣隆
　　第二章～第六章　主に勝俣隆

新型コロナのエアロゾル感染【上巻】
——分析編　医療問題

2020 年 6 月 30 日　初版第 1 刷発行　　　　　　　定価 1700 円＋税

著　者　長崎大学バイオハザード予防研究会 ©
発行者　高須次郎
発行所　緑風出版
〒 113-0033　東京都文京区本郷 2-17-5　ツイン壱岐坂
［電話］03-3812-9420　［FAX］03-3812-7262［郵便振替］00100-9-30776
［E-mail］info@ryokufu.com［URL］http://www.ryokufu.com/

装　幀　斎藤あかね
制　作　R 企　画　　　　　　　印　刷　中央精版印刷・巣鴨美術印刷
製　本　中央精版印刷　　　　　　用　紙　中央精版印刷　　　　　　　　E1500

◎緑風出版の本

バイオハザード原論

本庄重男著

四六判上製
一九二頁
1900円

危険な病原体や遺伝子組み換え微生物が、実験室から環境へ漏出する危険が。本書は、バイオハザードについて、その定義から現状分析、そして予防原則に基づいた対策までを、著者の経験を踏まえて、わかりやすく論じている。

教えて！バイオハザード
プロブレムQ&A
[基礎知識から予防まで]

バイオハザード予防市民センター著

A5変並製
二二四頁
1800円

アメリカの炭疽菌事件、バイオテロ、遺伝子組み換え生物の研究、SARS……。バイオテクノロジーの発展は、関連施設の急増を招き、バイオハザード＝生物災害の危険を身近なものにしている。Q&Aでやさしく解説する。

国立感染研は安全か
バイオハザード裁判の予見するもの

国立感染症研究所の安全性を考える会編著

A5変上製
三〇八頁
4000円

最高裁が「取り返しのつかない惨禍」を生み出しかねない危険と指摘した国立予防衛生研究所＝現国立感染研究所をめぐる裁判の記録。全国で繰り広げられているバイオ施設、病原体研究施設の建設反対運動の理論的支えとなる。

バイオハザード裁判
——予研＝感染研実験差止めの法理

予研＝感染研裁判原告の会、予研＝感染研裁判弁護団編著

A5変上製
三五六頁
4800円

遺伝子組換えや新病原体の出現で、バイオハザード＝生物災害の危険性が高まっている。本書は、住民の反対を押し切り都心の住宅地に強行移転した予研＝感染研の移転と実験差止めを求め、問題点を明確にした訴訟の記録。

携帯電話でガンになる
[国際がん研究機関評価の分析]

電磁波問題市民研究会編著

四六判並製
二四〇頁
2000円

スマートホンの爆発的な普及、全国的な携帯基地局の増加などにより、私たちの身の回りには電磁波が飛び交い、健康影響を訴える人達が急増している。本書はWHO評価の内容と意味を分析、携帯電話の電磁波の対処法を提起する。

生命（いのち）
[人体リサイクル時代を迎えて]

山口研一郎編著

A5判変並製
二五六頁
2400円

現代医療は、先端医学の発展で「生命の操作」にまで及び、「神」の領域に踏み込みつつある。本書は、五人の専門家が、現在置かれている生命の状況を踏まえ、医療のあり方、国や企業の動き、生命観、宗教観など社会の問題点を議論。

前立腺がん予防法
[正しい食事とライフスタイル]

東京管理職ユニオン編

A5判並製
一二八頁
1600円

男性に特有な悪性腫瘍、前立腺がんが急増している。自覚症状の現れにくいこのがんは、生活習慣を見直し、食事療法をすれば予防可能です。本書は、がんの進行を抑え、免疫系を強化するなどの具体的対策をやさしく解説する。

職場いびり
[アメリカの現場から]

ノア・ダベンポート他著／アカデミックNPO訳

四六判上製
三三六頁
2400円

職場におけるいじめは、不況の中でますます増えてきている。欧米では「モビング」という言葉で、多角的に研究されている。本書は米国の職場いびりによって会社をやめざるをえなかった体験から問題を提議した基本図書です。

メンタルヘルスの労働相談

メンタル・ヘルスケア研究会著

四六判並製
二四四頁
1800円

サービス残業等の長時間労働、成果主義賃金により、職場いじめ、うつ、自殺などが急増している。本書は、相談者に寄り添い、相談の仕方、会社との交渉、職場復帰、アフターケアなどを具体的に解説。相談マニュアルの決定版。